U0301006

居家康复丛书

看图与孤独症儿童“说话”

总主编 励建安 黄晓琳

编 著 陈艳妮

绘 图 南京荧锐教育科技有限公司

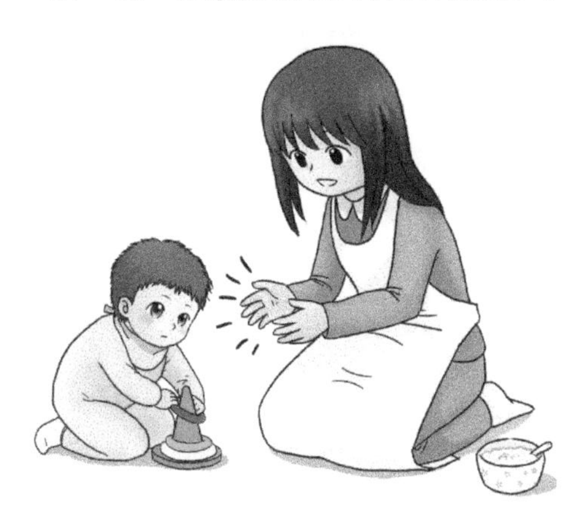

人民卫生出版社

图书在版编目（CIP）数据

看图与孤独症儿童“说话”/ 陈艳妮编著 . —北京：
人民卫生出版社，2019
（居家康复丛书）
ISBN 978-7-117-29212-2

I. ①看… II. ①陈… III. ①小儿疾病 - 孤独症 - 康
复 - 图解 IV. ①R749. 940. 9-64

中国版本图书馆 CIP 数据核字（2019）第 250661 号

人卫智网 www.ipmph.com 医学教育、学术、考试、健康，购书智慧智能综合服务平台

人卫官网 www.pmph.com 人卫官方资讯发布平台

居家康复丛书——看图与孤独症儿童“说话”

策　　划　周　宁
编　　著　陈艳妮
出版发行　人民卫生出版社（中继线 010-59780011）
地　　址　北京市朝阳区潘家园南里 19 号
邮　　编　100021
E - mail　pmph @ pmph.com
购书热线　010-59787592　010-59787584　010-65264830

印　　刷　北京虎彩文化传播有限公司
经　　销　新华书店
开　　本　787 × 1092　1/32　　印张：6.5
字　　数　92 千字
版　　次　2019 年 12 月第 1 版　　2022 年 6 月第 1 版第 3 次印刷
标准书号　ISBN 978-7-117-29212-2
定　　价　42.00 元

打击盗版举报电话：010-59787491　　E-mail：WQ @ pmph.com
质量问题联系电话：010-59787234　　E-mail：zhiliang @ pmph.com

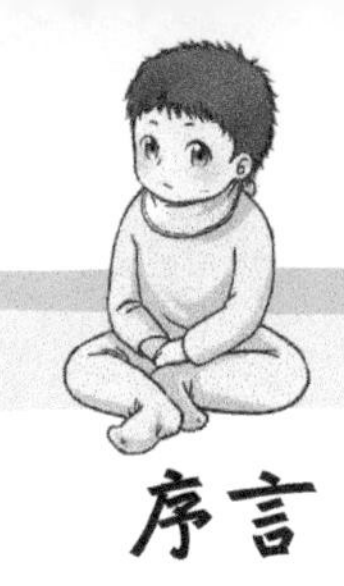

序言

康复，是指综合地、协调地应用医学的、教育的、社会的、职业的各种措施，使病、伤、残者已经丧失的功能，能尽快地、最大可能地得到恢复和重建，使他们在体格上、精神上、社会上和经济上的能力得到尽可能的恢复，使他们重新走向生活，走向工作，走向社会。康复不仅针对疾病而且着眼于整个人，从生理上、功能上和心理上进行全面康复。

世界卫生组织在 2011 年颁布的世界残疾报告中指出，每个人一生中或早或晚都要经历功能障碍或者残疾，这是人类的一种生存方式。换句话说，康复跟每个人都相关。我们的周围每时每刻都可以找到有功能障碍的普通人，调动患者的内在因素，积极地来改变患者对环境的适应能力，同时改造外部环境，达到人和环境的和谐统一，这就是中

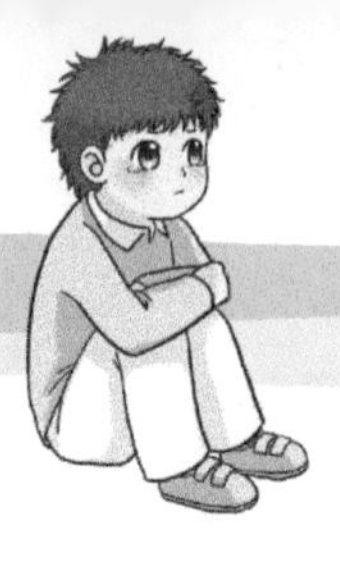

国的传统理念——天人合一，也就是康复的目标。

现在的医学概念认为，康复医疗和临床治疗以及预防的关系已经不再是一个简单的时间顺序，而应该是交织在一起的服务链。我们知道，92% 的疾病是不能完全治愈的，会有各种类型的功能障碍遗留下来，这些功能障碍问题的解决不是药物可以控制的，那就需要康复医疗。由此可见，预防、治疗、康复是一个完整的服务链，其重要性可见一斑。

康复医疗是让人回归家庭和社会的保障，积极的生活方式、运动锻炼、合理的饮食、好的心态、避免不良的生活习惯，这些都是康复医疗。康复是一项有益的投资，能提高人类的能力，其普及和推广的积极意义将惠及整个国家和大众，这是件大事情。

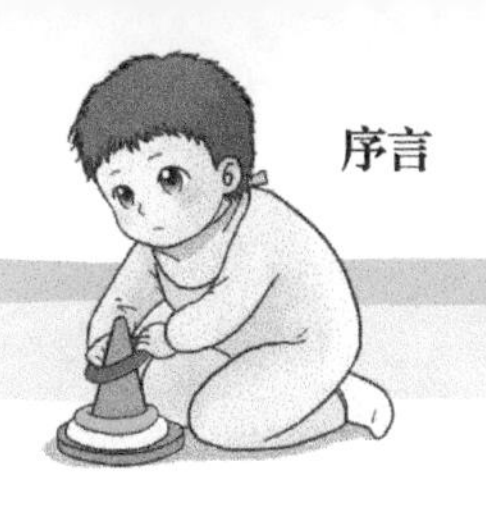

我们的医学模式正在改变。过去，我们的注意力往往集中在患者的身体功能和结构上，也就是说我们把患者当做一个患了病的器官、组织或者系统来看待，现在我们更多的是要看个人的活动和参与。国际上越来越重视作业的治疗和职业治疗，不是指疾病的痊愈，而是指社会角色的恢复，这就是我们讲了多年的“回归社会”。由于康复治疗以重返工作、重返社会作为核心目标，因此我们的思路要从过去的“我希望有损坏的组织器官得以痊愈”，转向提升功能和重返社会。

康复医学更多的是理念，是思路。我一直记得国际康复医学会前主席奥克·肖特的一句话，“什么是康复，康复就是教育”。所有的康复治疗都应该要求每个人的主动参与，而康复需要做的就是教育每个人，让大家知道问题所在，理解问题，并树立信心去一步一步解决问题。在康复过程中，每个人都会惊喜地发现自己的变化以及人类战胜疾病的

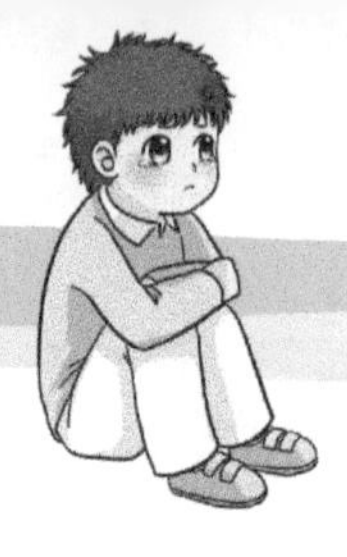

潜质，在改善各种功能的同时也改变了心态，培养出积极乐观的人生态度。

康复科普系列丛书将覆盖肩颈痛、高血压、糖尿病、脑卒中、运动创伤、慢性阻塞性肺炎等上百种常见病的居家康复常识，请大家能给予康复更多的理解，让更多的功能性障碍的患者获益，赢得最佳治疗时机，重拾生活的信心，获得生命的尊严。这是康复科普丛书的目标，让我们一起努力，因为这关系到你我每个人的健康。

励建安

主任医师、教授、博导

国际物理医学与康复医学会前主席

中华医学会物理医学与康复学分会主任委员

江苏省康复医学会会长

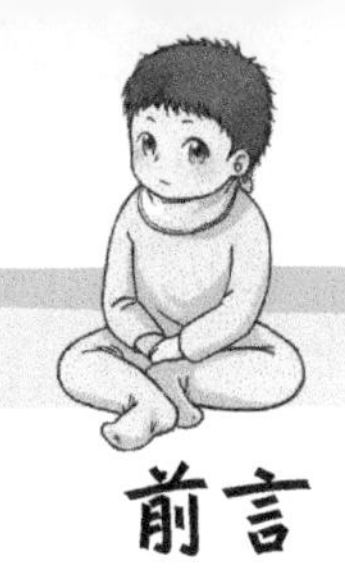

前言

近年来，孤独症儿童有明显增多的趋势，日常生活中的社区康复是孤独症儿童最主要的康复途径和方法。家长、邻居、老师、售货员及社区工作者等多种社会角色，均可参与到孤独症儿童日常的康复训练中。在此，提供一本易被大众掌握的相关书籍，对提高公众与孤独症儿童交流的技巧，实现孤独症儿童的居家、社区康复有重要意义。

作者根据自己20年孤独症儿童康复的临床经验及深厚的专业知识，尽量用简洁、易懂的语言阐述了孤独症的特点及其常用的康复训练方法，尤其用图画配简单文字的形式，形象生动地演示了与孤独症儿童交流的常用技巧，让普通人在短时间内即可掌握与孤独症儿童交流的基本知识。

孤独症的诊断和康复在国内经历了从无到有、

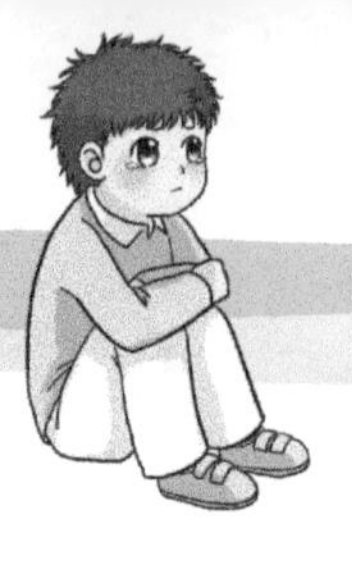

从小规模到大规模、从尝试到逐渐规范的过程。这个过程中我们积累了自己的经验，也切实意识到“以家庭为中心的社区康复”是帮助孤独症儿童回归社会的最重要方式。做好社区康复就需要社区成员对该病有足够的认识，这是一个涉及多层面、多部门的工作，其中包括相关科普书籍的准备。很欣喜人民卫生出版社近年致力于这方面的工作，使得本书得以出版，非常感谢。

本书的完成也得益于很多家长无私的经验分享，在此一并致谢。

陈艳妮

2019 年 11 月

目录
CONTENTS

目录

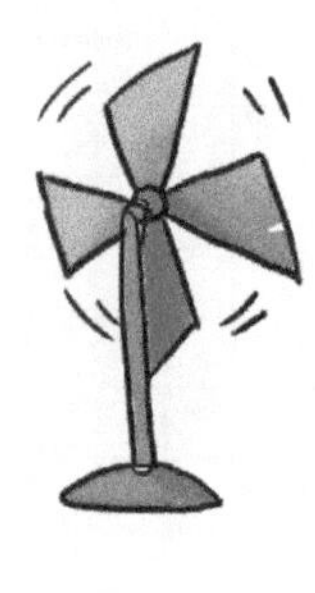

下篇

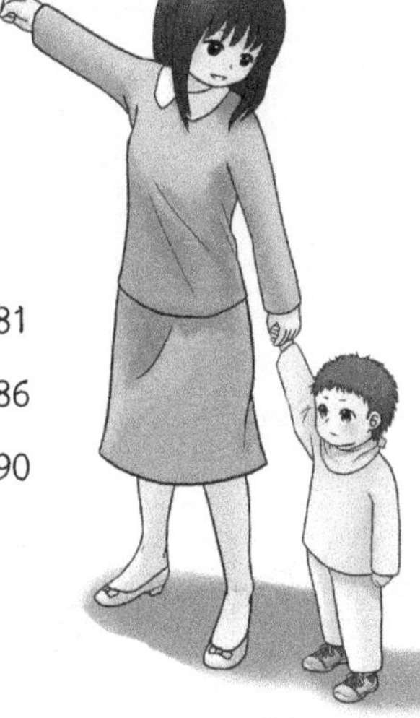

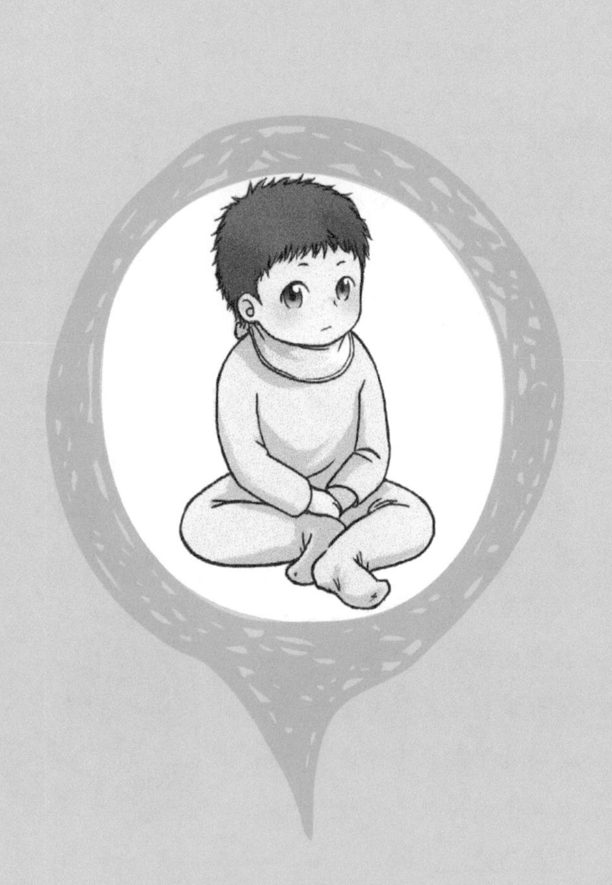

上篇

看图与孤独症儿童“说话”

第一章
警示篇

出现以下行为，高度怀疑孤独症表现

宝宝，
看小熊！
宝宝～
宝宝，
看爸爸！
宝宝～
拍拍手～
半岁的孩子对周围人不关注.

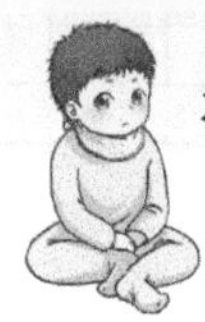

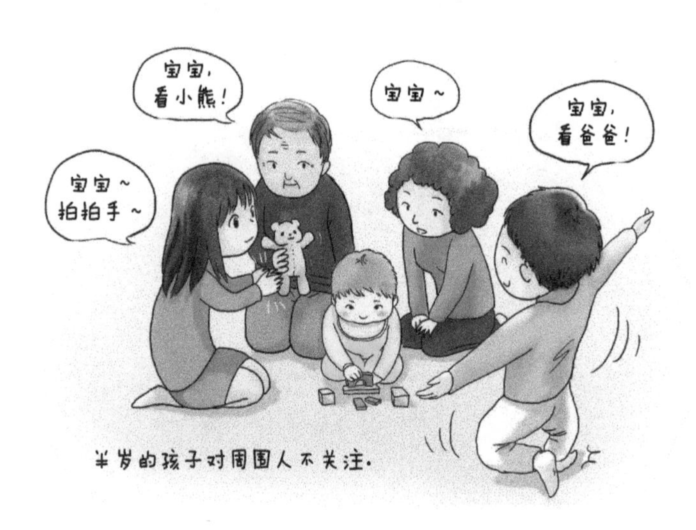

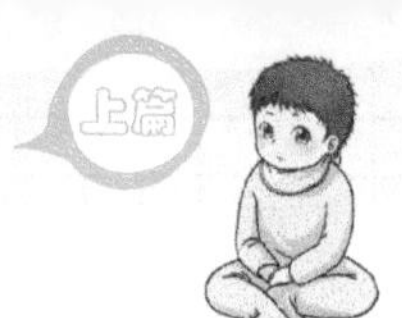

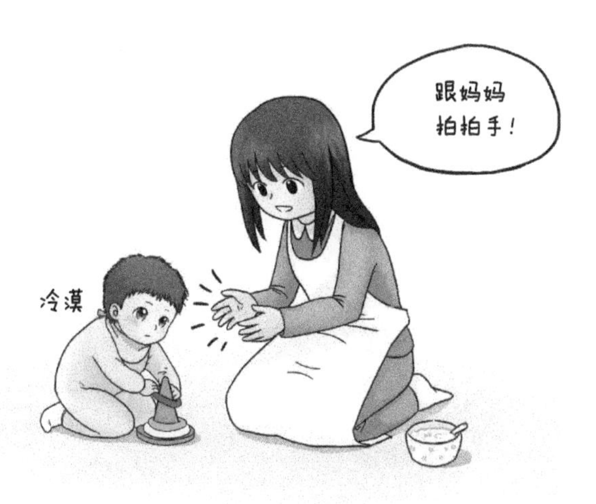

一岁的孩子不会模仿家长的行为表现.

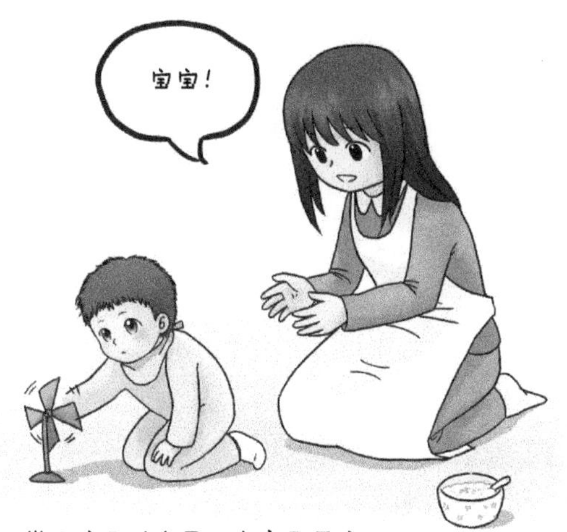

一岁的孩子对自己的名字无反应.

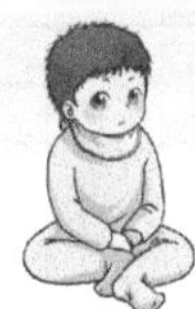

看图与孤独症儿童“说话”

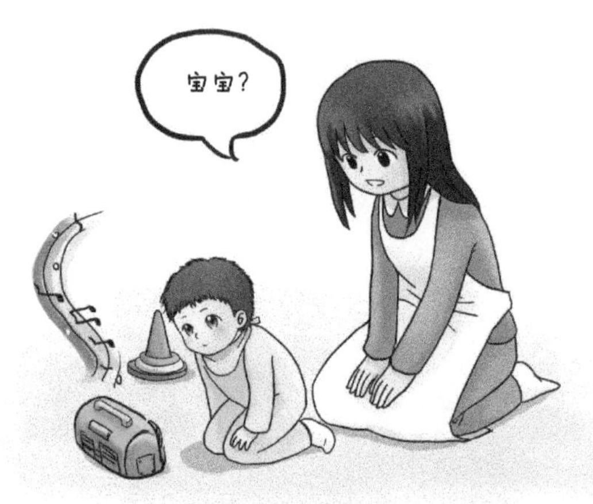

一岁的孩子对自己的名字无反应，对音乐很敏感。

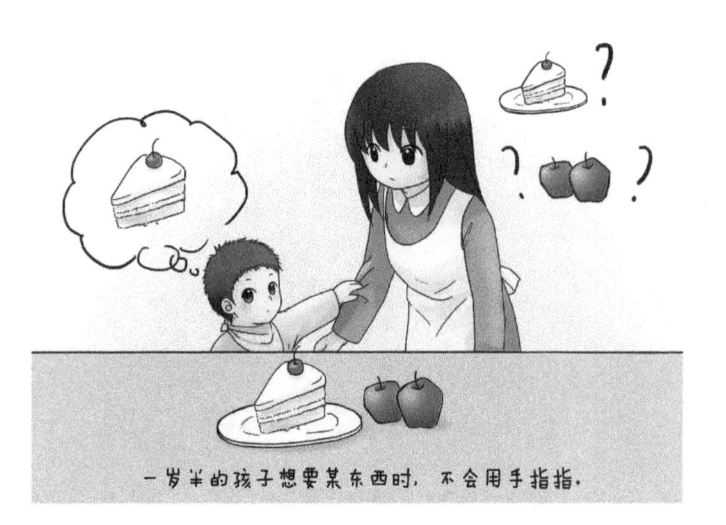

一岁半的孩子想要某东西时，不会用手指指。

上篇

宝宝，给妈妈看一下你手里的玩具好吗？
冷漠

一岁半的孩子未出现过拿东西给家长看的表现。

看！小鸟！
冷漠
当家长给一岁半的孩子指远方的东西时，孩子不知道看。

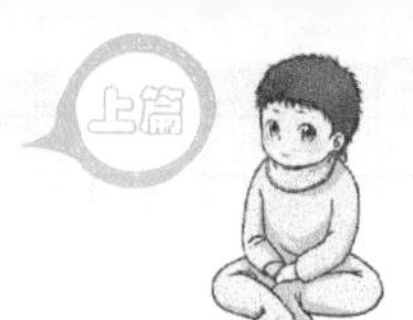

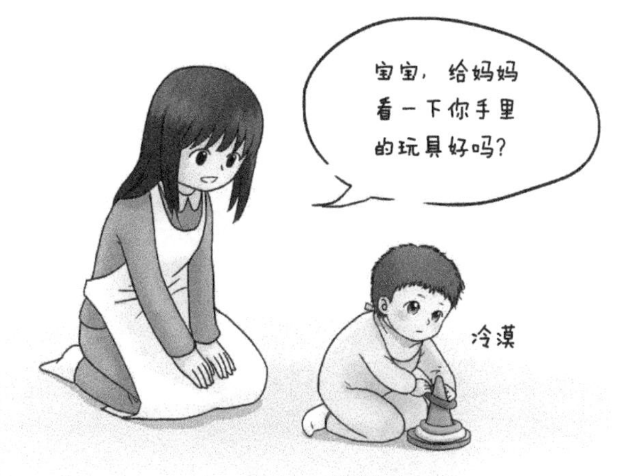

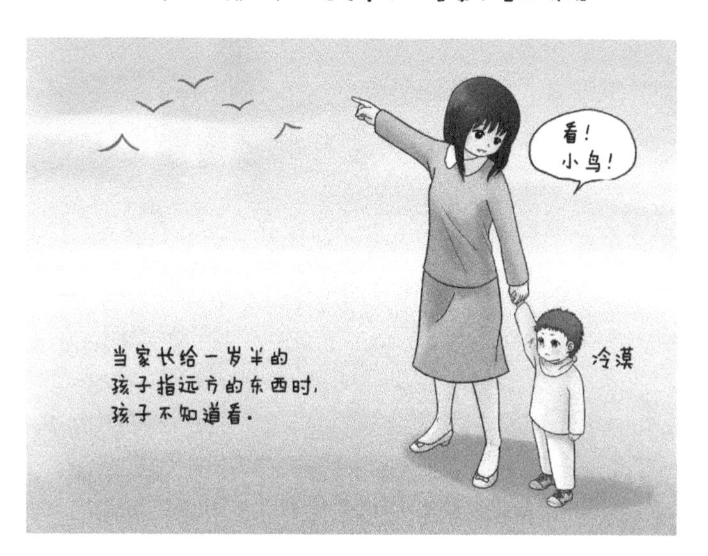

第二章 干预篇

孩子不知道自己名字怎么办

康复要点图示

星星!
冷漠
冷漠
唉
1. 爸爸面对孩子叫孩子名字“星星”，孩子没有反应，爸爸很无奈.

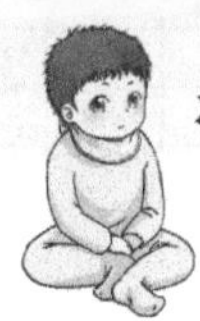

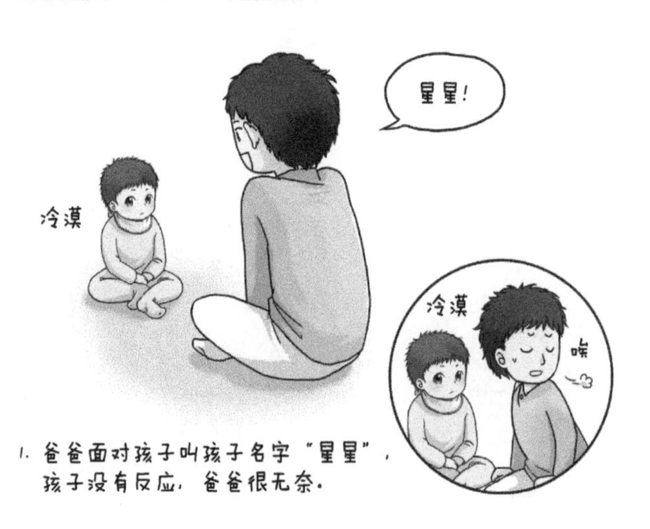

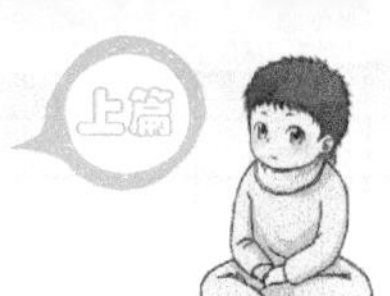

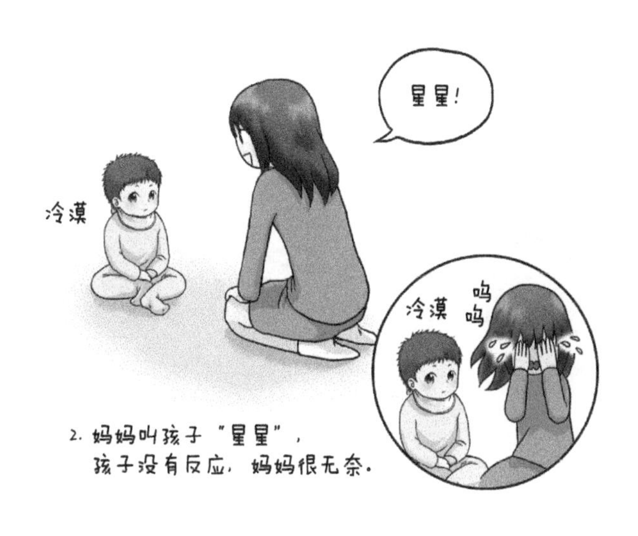

2. 妈妈叫孩子“星星”，
孩子没有反应，妈妈很无奈。

3. 爸爸过来双目注视孩子并叫“星星”，妈妈过来面朝向爸爸并随后发“哎”音。

如此反复，每次反复间隔5秒，并注意每次发“哎”音后孩子的反应。

星星！
4. 某天孩子在爸爸叫“星星”后主动发“哎”音。爸爸尽快给孩子吃孩子平日喜欢的食物作为奖励。
哎！

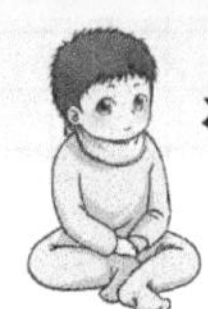

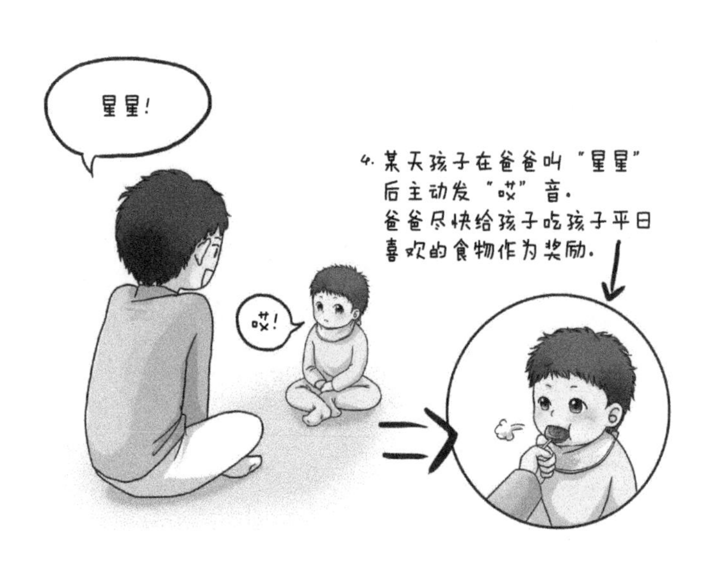

注意！

- 在称呼孩子姓名时，除必要的训练人员外，尽量不要有其他人在场。
- 训练时一定不要有同样名字的人在场。

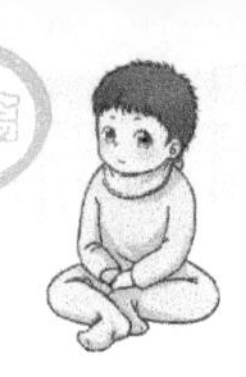

孩子不主动用食指指物体怎么办

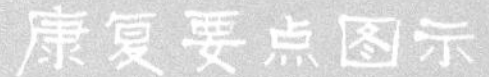

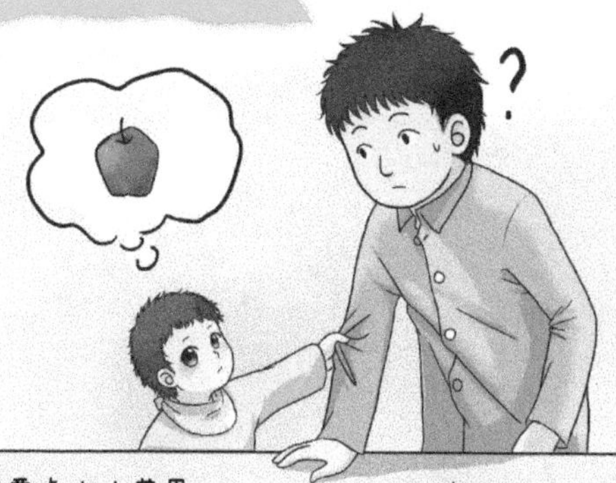

1. 星星想要桌上的苹果，
拉着爸爸的手走向放苹果的桌子，
把爸爸的手放在桌子上。

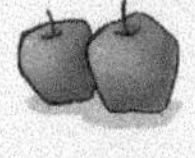

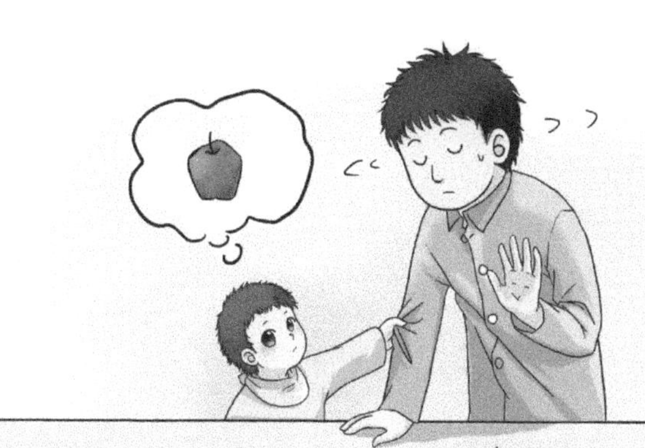

2. 爸爸不给星星拿苹果。

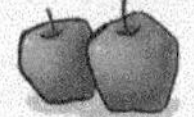

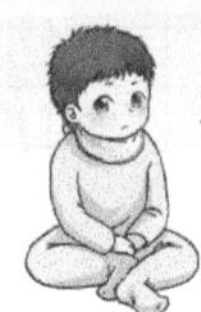

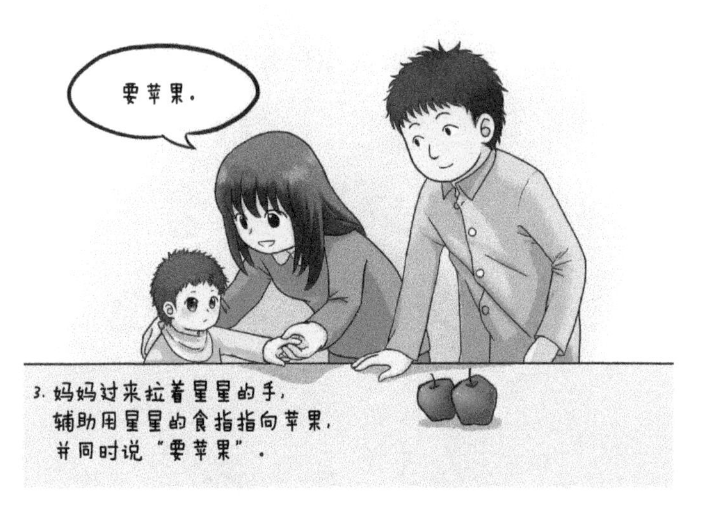

3. 妈妈过来拉着星星的手，
辅助用星星的食指指向苹果，
并同时说“要苹果”.

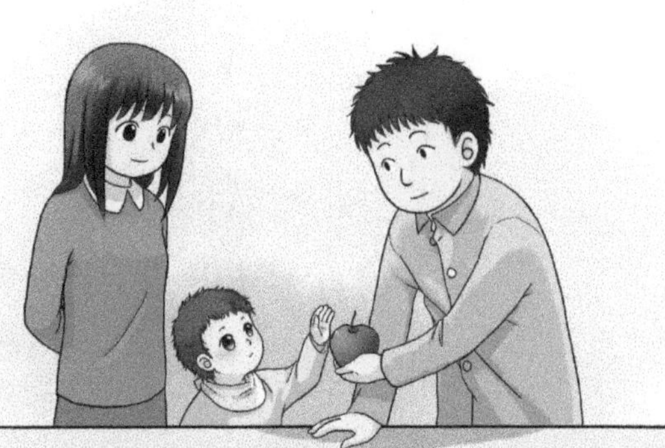

4. 爸爸拿起苹果给星星.

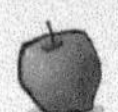

上篇

要苹果
5. 如上反复，并有意逐渐延长妈妈辅助前的时间，直到星星自己说出“要苹果”句子。

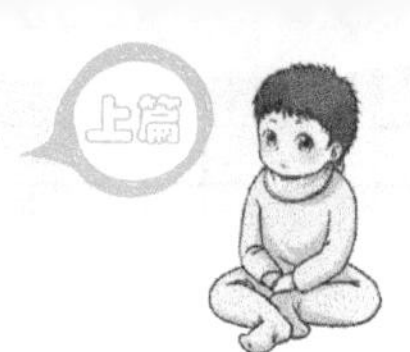

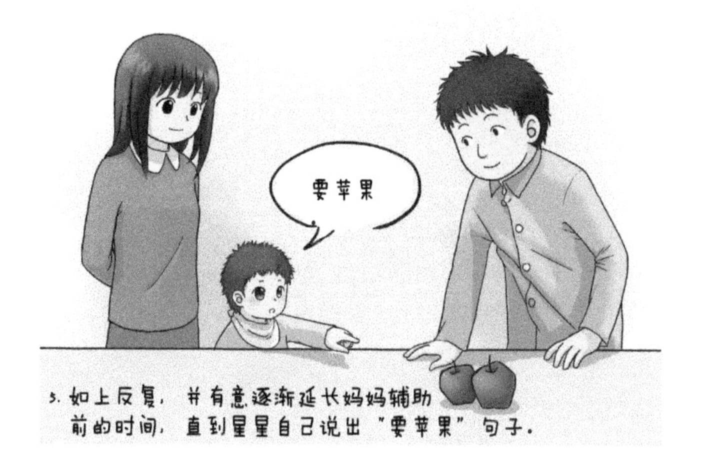

注意!

- 训练过程不要因星星喜欢的其他事情被打断。

  （如有音乐声响起，星星的注意力可能转向音乐）

- 训练的句子在一段时间内要一致。

  （不要今天说“吃苹果”，明天说“吃梨”）

- 训练中不要因为星星哭闹就迁就他，给他苹果吃。

孩子不主动交流怎么办

康复要点图示

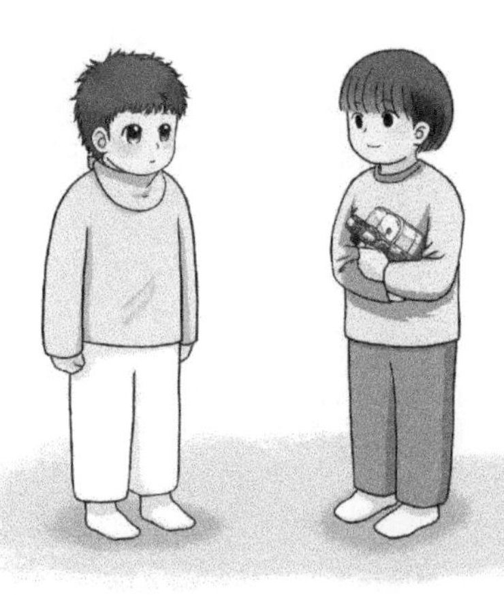

1. 星星与一个小朋友站在一起，小朋友拿了一个星星喜欢的玩具汽车。

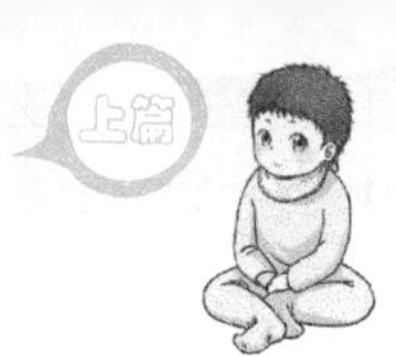

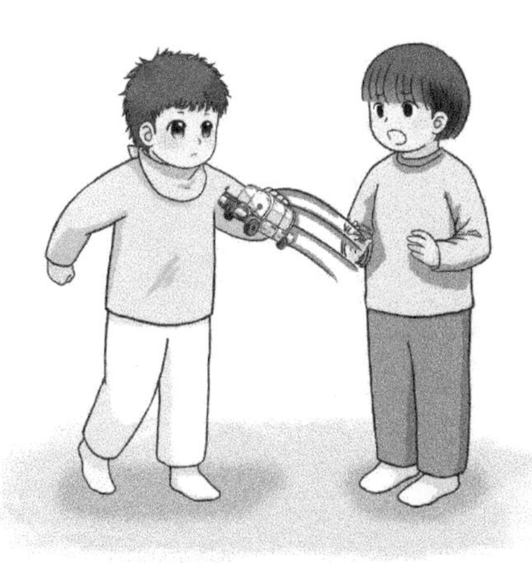

2. 星星突然抢过小朋友的玩具汽车。

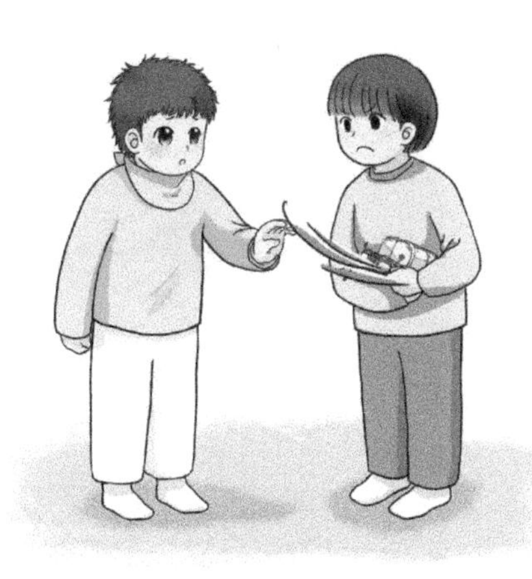

3. 小朋友又抢回小汽车。

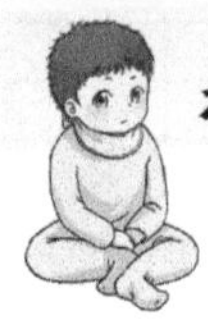

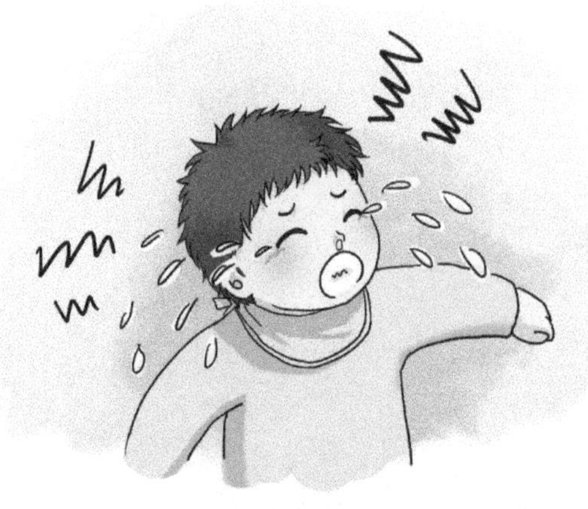

4. 星星哭了，妈妈不要哄星星，让他自己停止哭闹。

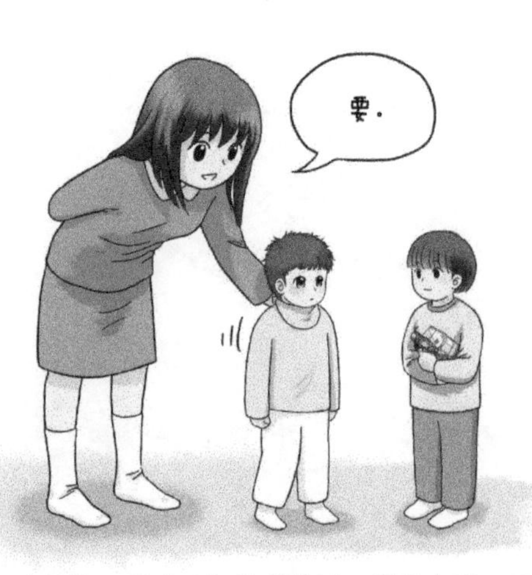

5. 再有此种现象出现时，就要提前辅助星星走到小朋友面前，同时妈妈演示说：“要。”

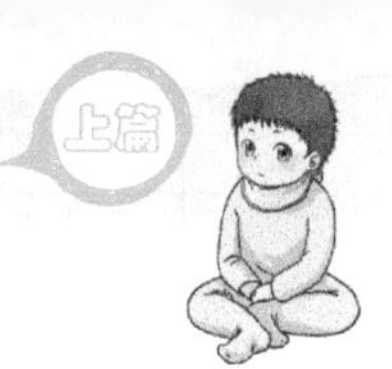

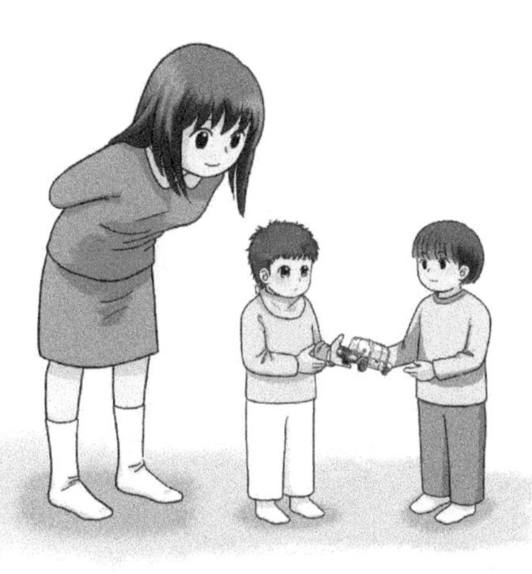

6. 小朋友很谦让地把小汽车给了星星。

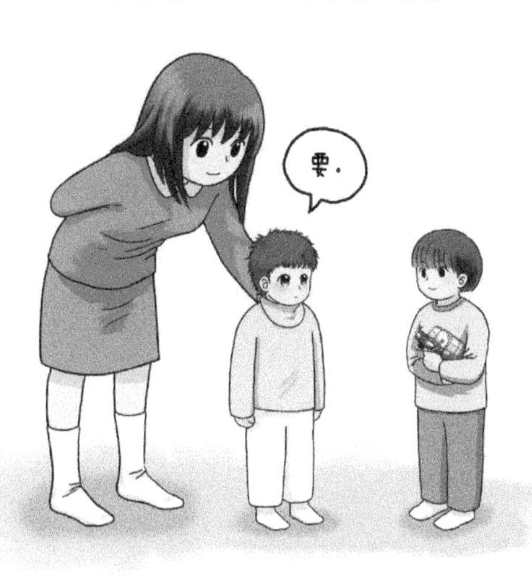

7. 重复上图，并逐渐延长妈妈说“要”前面的时间，观察星星是否有自己发“要”的表现。

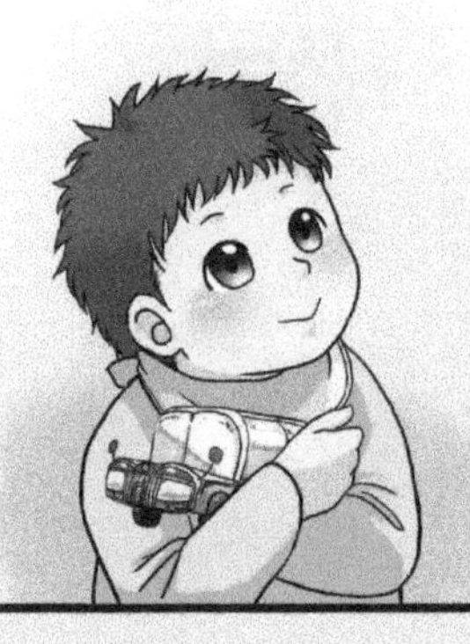

8. 星星在妈妈演示说“要”前自己主动说了“要”，妈妈应尽快给星星小汽车。

注意！

- 整个训练过程不要被其他场景干扰。（如星星走向小朋友时发现了他喜欢的香蕉，而把注意力转向其他地方）
- 不要因为星星哭闹就迁就他，而把小汽车给他。

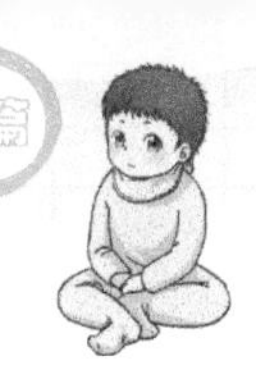

孩子总模仿别人说话怎么办

康复要点图示

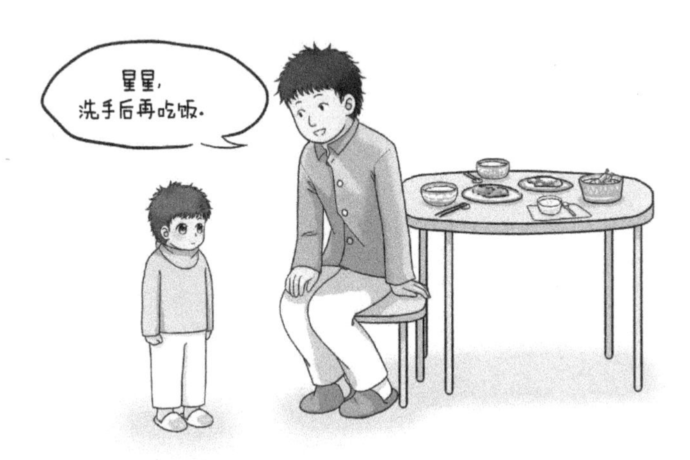

1. 爸爸要求星星“洗手后再吃饭”。

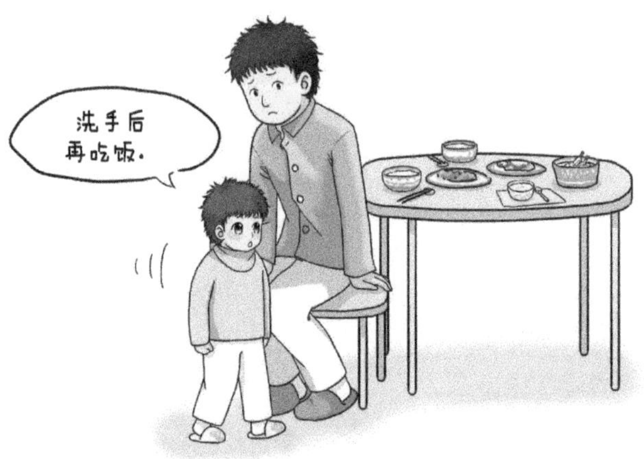

2. 星星一边重复“洗手后再吃饭”一边走向饭桌。

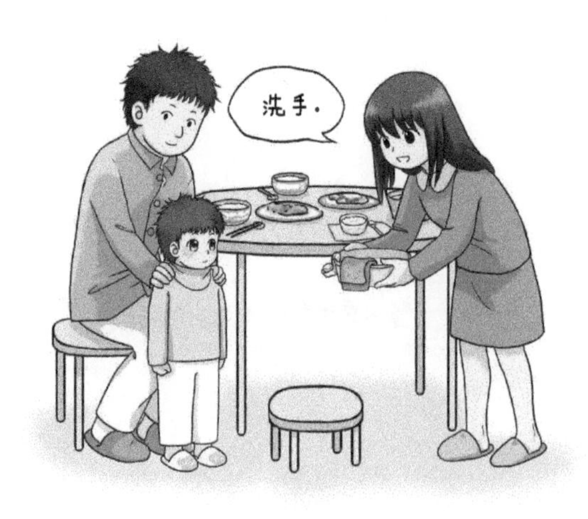

3. 爸爸制止星星走向饭桌，妈妈面向星星说“洗手”，辅助星星洗手。

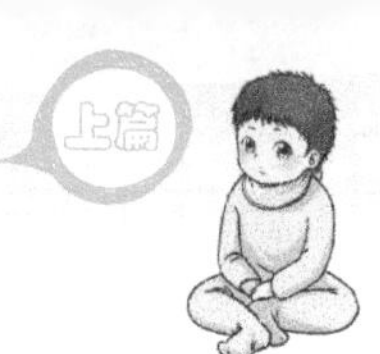

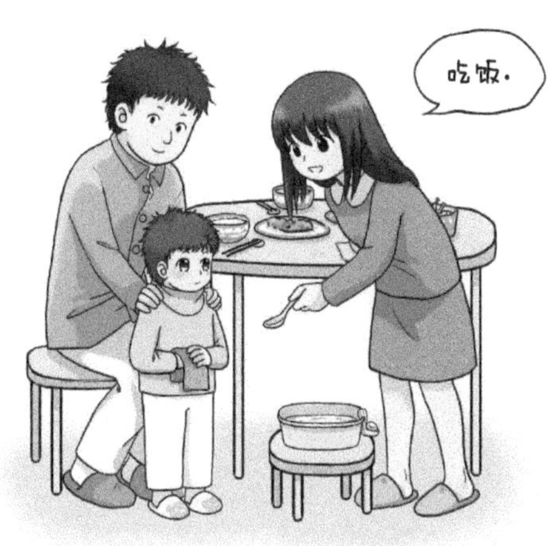

4. 洗手后妈妈又说“吃饭”，并诱导星星吃饭。

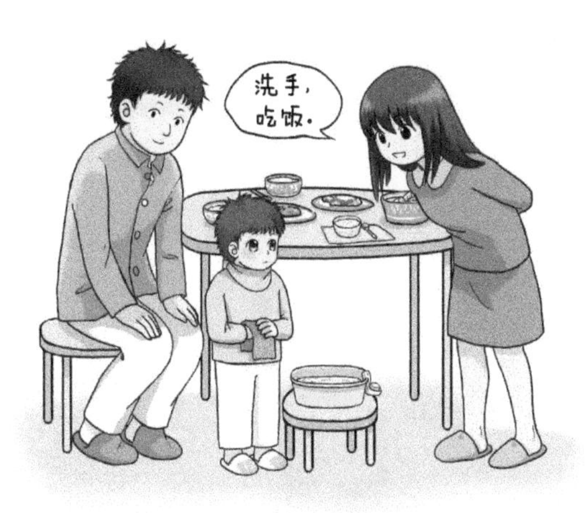

5. 如上反复，妈妈仅站在原地连贯说“洗手”和“吃饭”，星星便主动出现“先洗手后吃饭”行为。

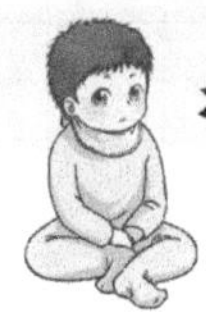

注意！

- 如果星星一边自语“洗手”一边洗手，家长不要干预。
- 整个训练过程不要被其他事打乱。

（如期间发现星星衣服脏了，家长开始呵斥星星）

孩子打自己的头怎么办

康复要点图示

1. 星星开始感觉统合训练的秋千项目不久，便出现了到训练室后就烦躁打头。

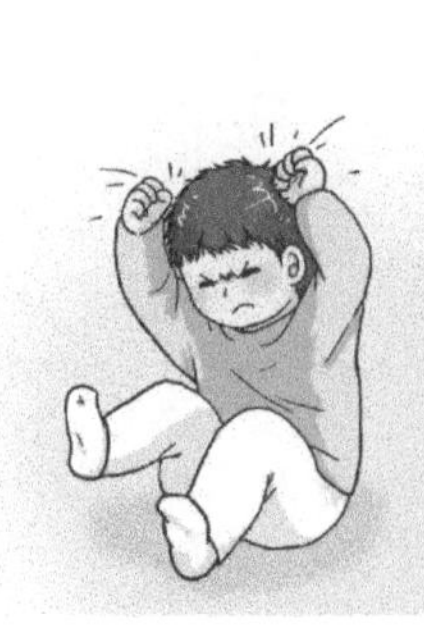

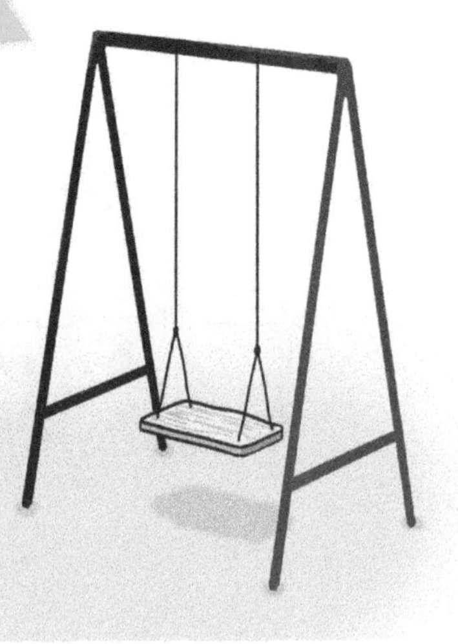

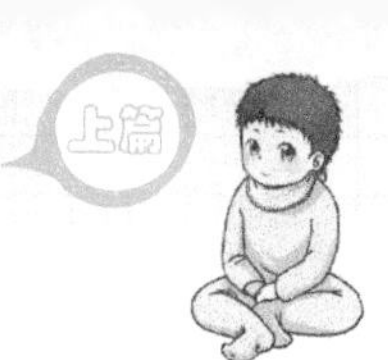

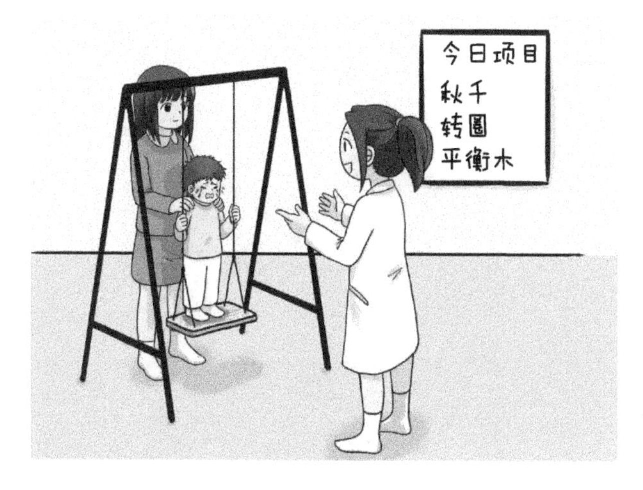

2. 妈妈和老师每次都坚持按计划完成训练，包括秋千项目。

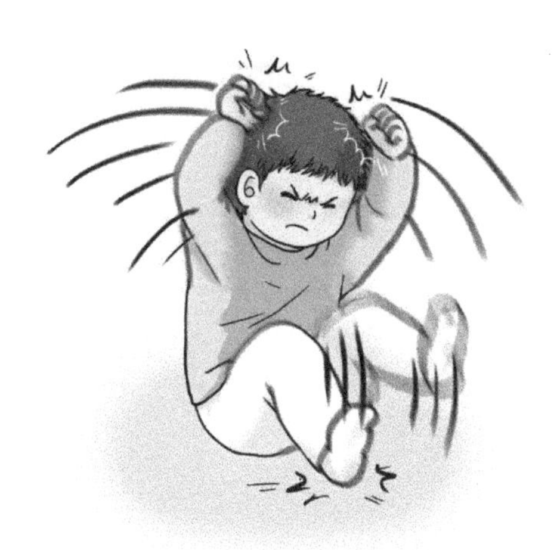

3. 星星打头表现越发明显。

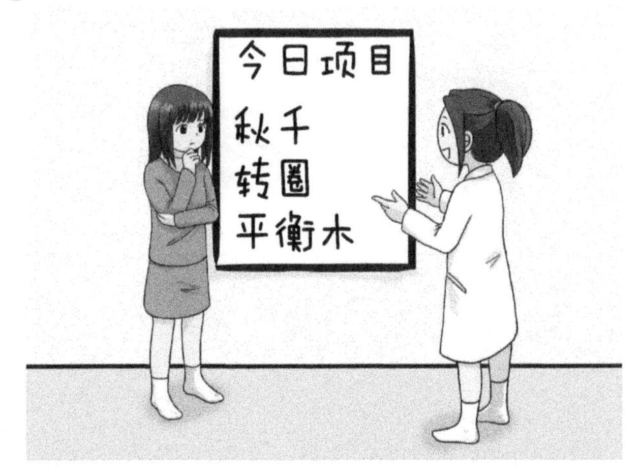

4. 星星平日不喜欢转圈，且对走平衡木也很抗拒，考虑到打头可能是由无法承受秋千的刺激所致情绪问题引起。

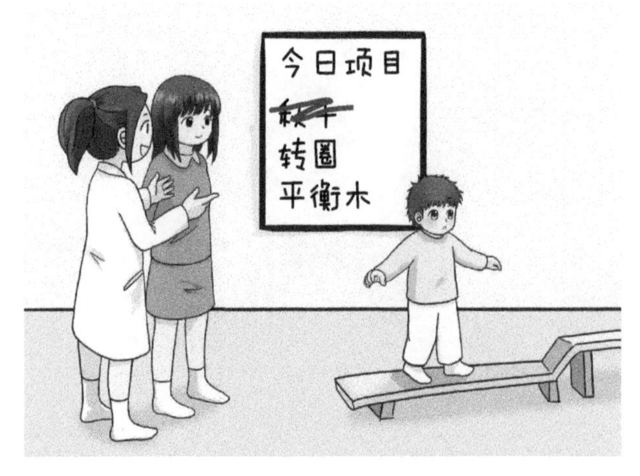

5. 停止秋千项目后观察数日，星星哭闹打头的表现逐渐消退。

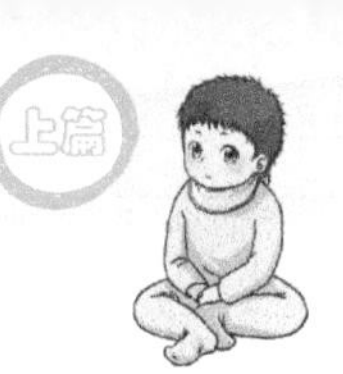

注意!

- 分析原因时要逐一排除。
  去除一个原因数日后，情绪问题才可能逐渐消退。
- 不要因为怕孩子打头哭闹就什么都不让他做，任由孩子沉溺在自己的狭隘兴趣里。（如听音乐）

孩子不注视人怎么办

康复要点图示

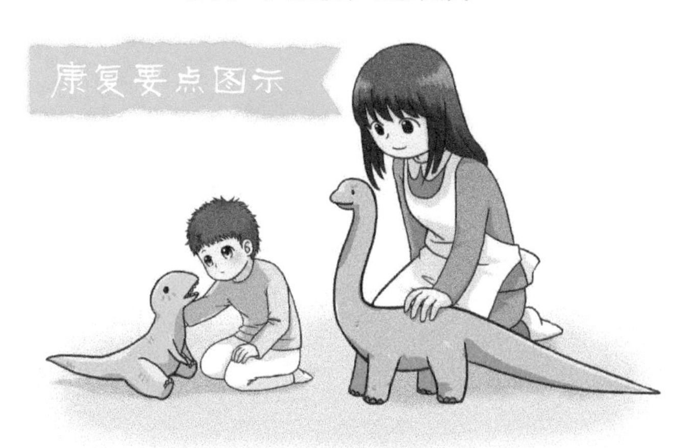

1. 星星喜欢恐龙，妈妈和他玩恐龙游戏。

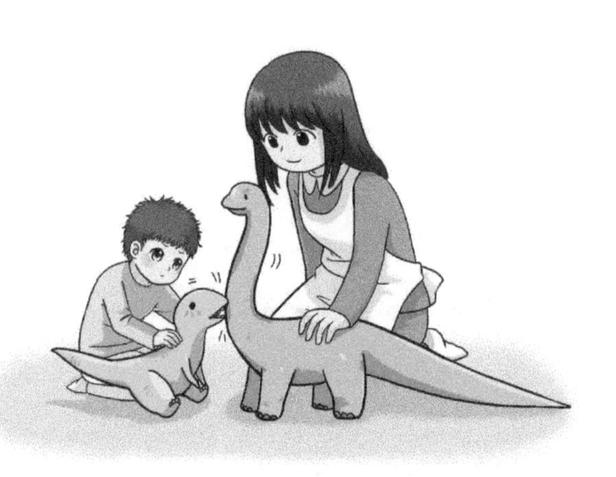

2. 妈妈的恐龙挡住了星星的恐龙前行的路.

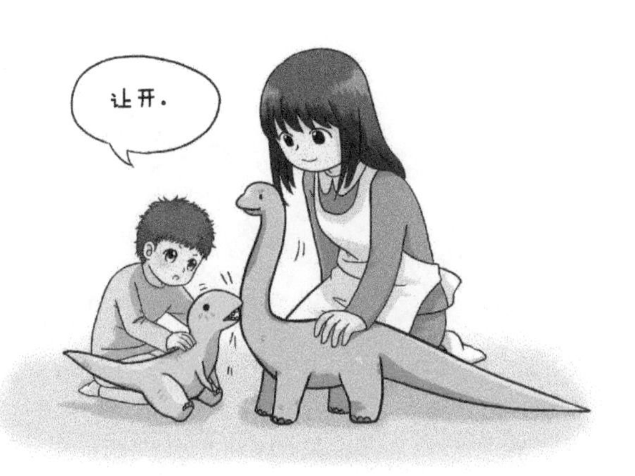

3. 星星目光不看妈妈并且说“让开”.

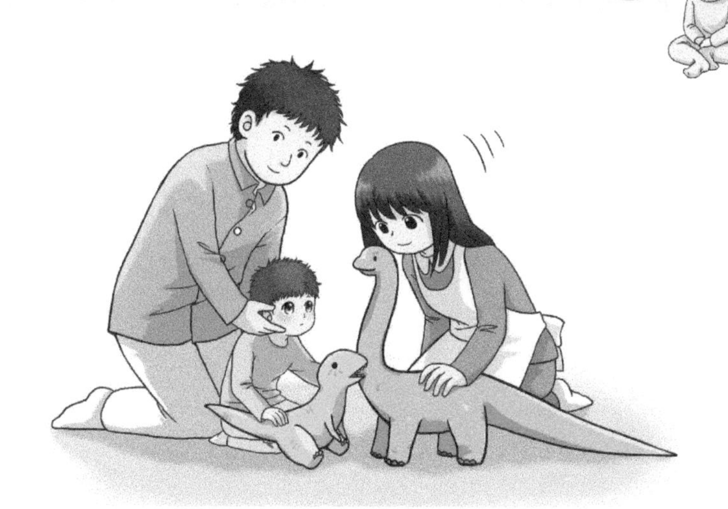

4. 妈妈的恐龙并不让开挡着的路，
同时妈妈俯身用自己的目光迎孩子的目光。
（可以让旁边爸爸辅助将孩子的头迎向妈妈）

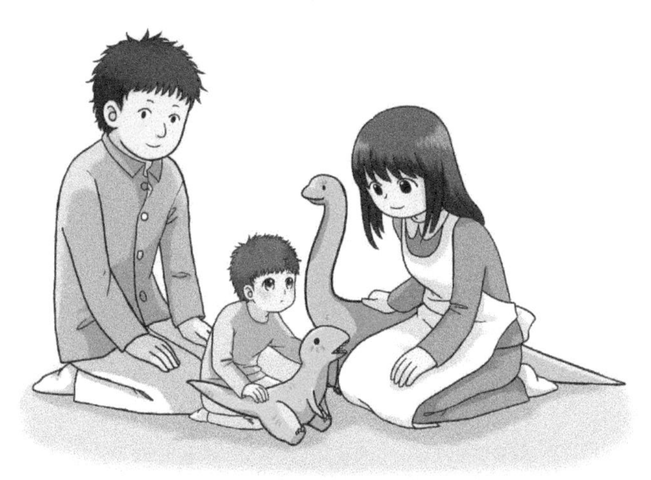

5. 当看到孩子的目光投向妈妈时，
妈妈的恐龙尽快让开路，让星星的恐龙通过。

注意！

- 重复训练时，注意在图5过程中观察孩子目光注视能力，并根据能力选择辅助孩子注视交流对象。
- 不要因为孩子哭闹而放弃训练目光注视的机会。

孩子大小便不自理怎么办

康复要点图示

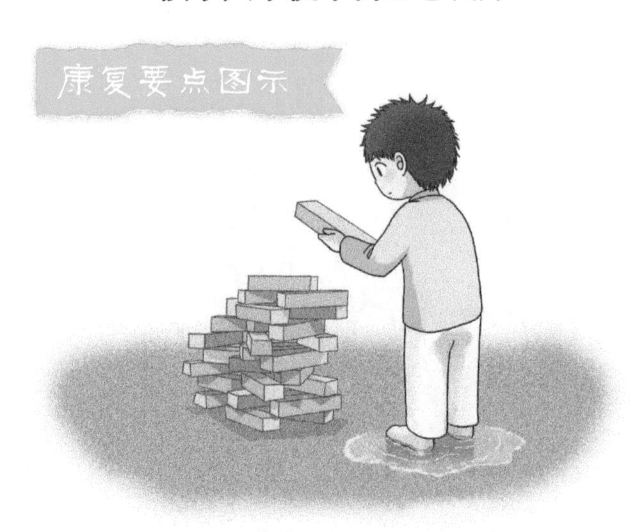

1. 4岁的星星玩耍时站着尿到裤子上了，小便前没有任何表示。

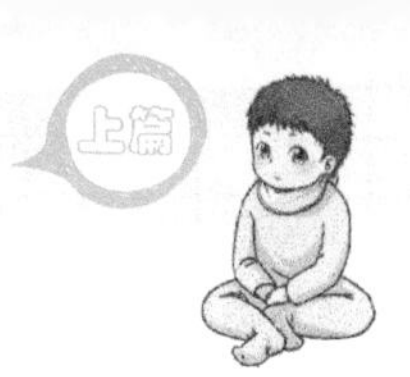

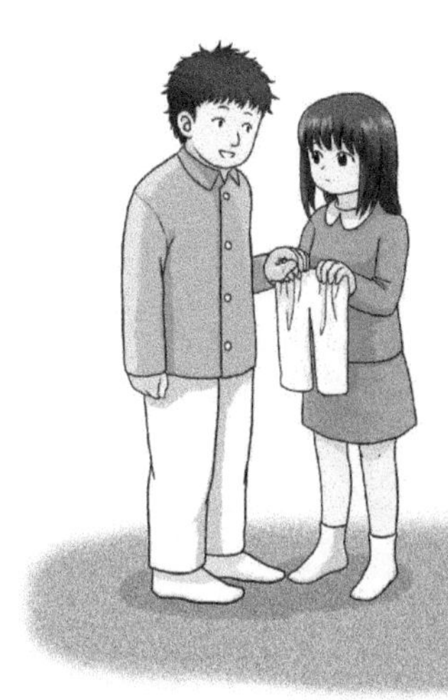

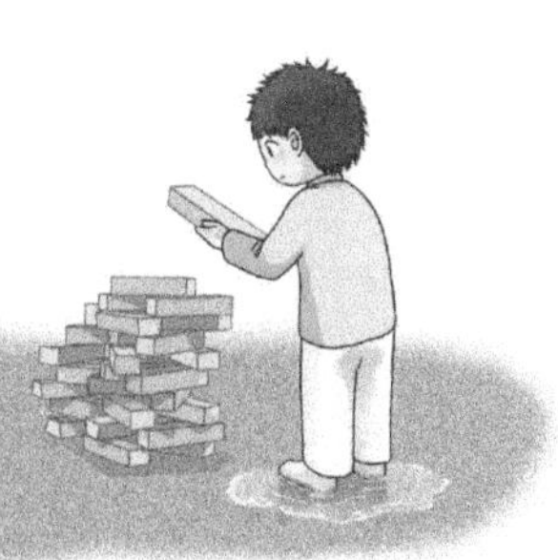

2. 妈妈过来要给星星换裤子，
被爸爸阻止了。

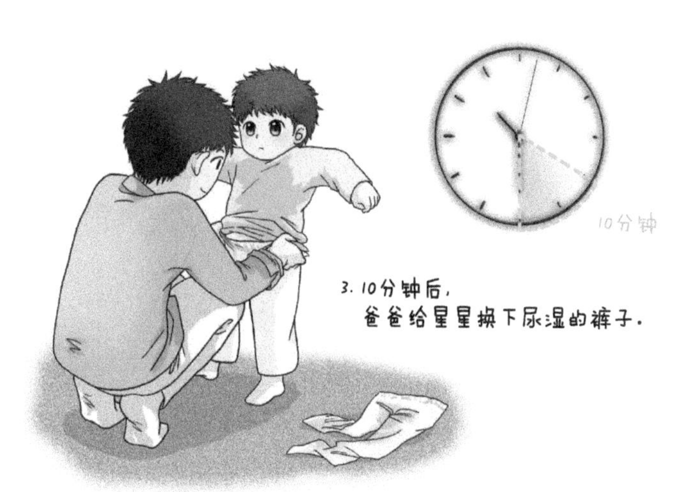

3. 10分钟后，
爸爸给星星换下尿湿的裤子。

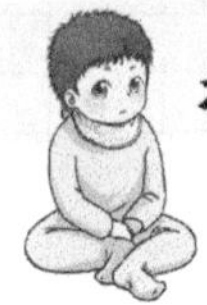

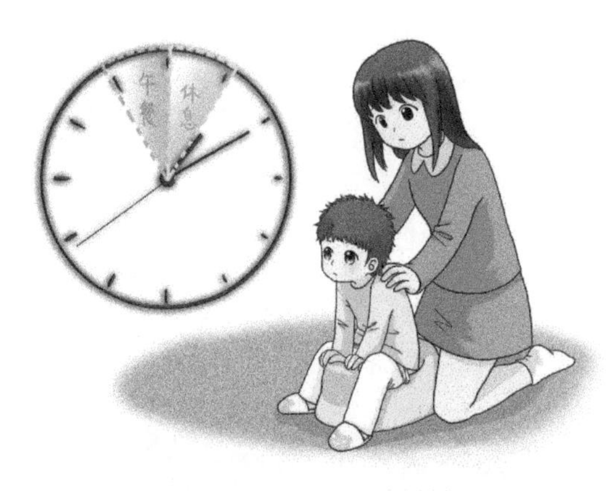

4. 根据星星尿湿裤子与饮食的关系，每当饮食后1小时，妈妈便辅助星星坐在尿盆上直到尿完再站起来。

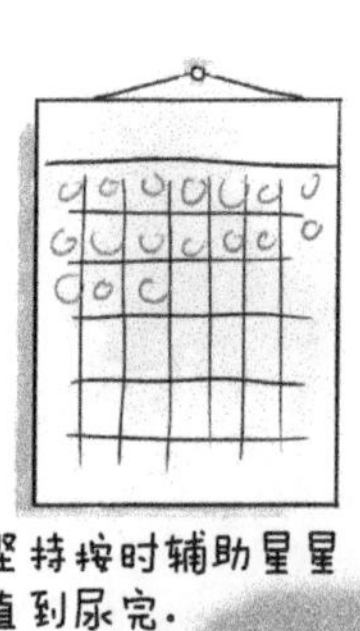

5. 一定时间内坚持按时辅助星星坐在尿盆上直到尿完。

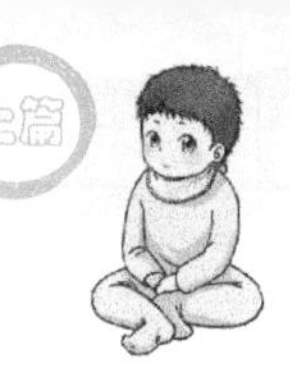

注意!

- 训练中注意出现孩子尿湿裤子时不要尽快换裤子，要让孩子体会到尿湿裤子不舒服。
- 训练中如果孩子很抵抗坐在尿盆上，也要尽量让他在辅助下坐着尿完。
- 不要用孩子喜欢的玩具等逗引他，以免分散孩子的注意力。

孩子发怪声怎么办

康复要点图示

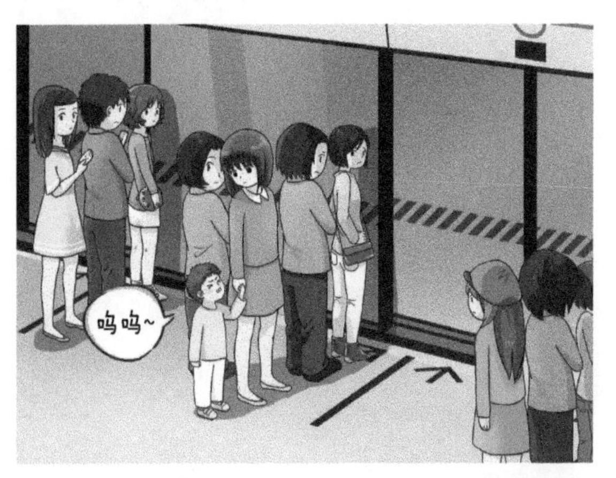

1. 星星在地铁站和妈妈等地铁，站台人多，等待时间稍长，星星就会发出高频的“呜呜”声，常引起周围人的反感。

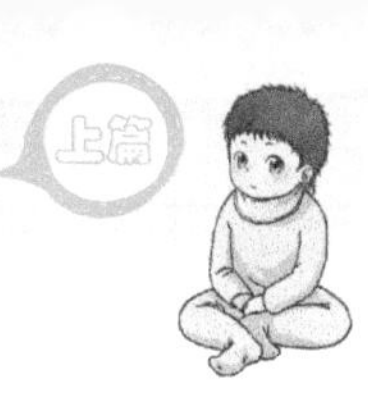

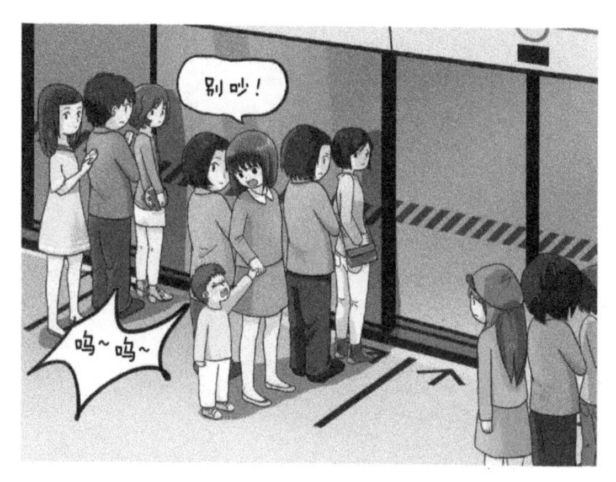

2. 妈妈很生气地呵斥星星，星星的“呜呜”越发严重。

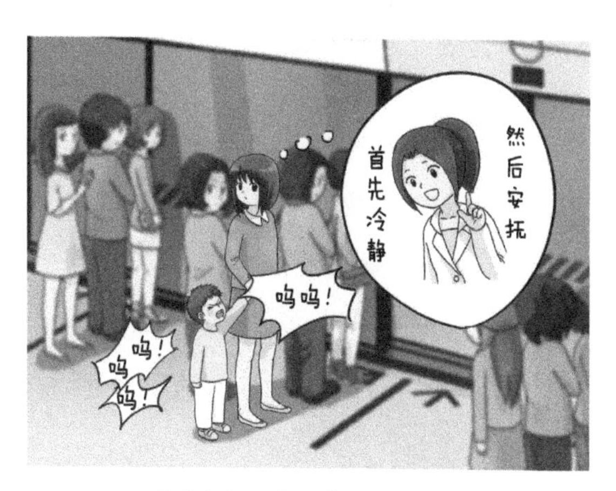

3. 妈妈想起了老师告诉她的方法。

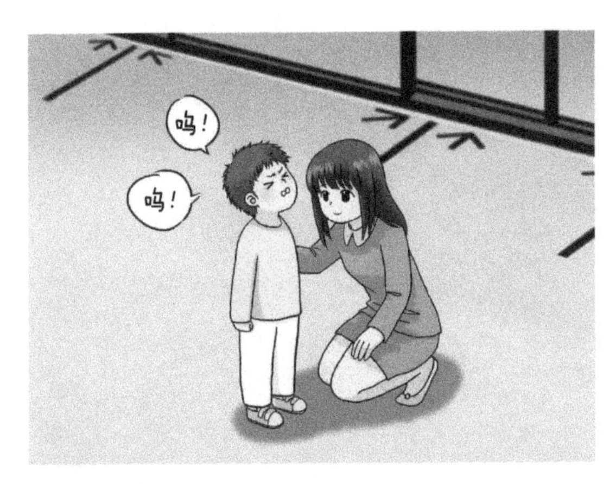

4. 于是妈妈先拉着星星的手站在人少的区域，静静地蹲在星星的旁边等星星慢慢平静下来，星星的“呜呜”声也逐渐小了。

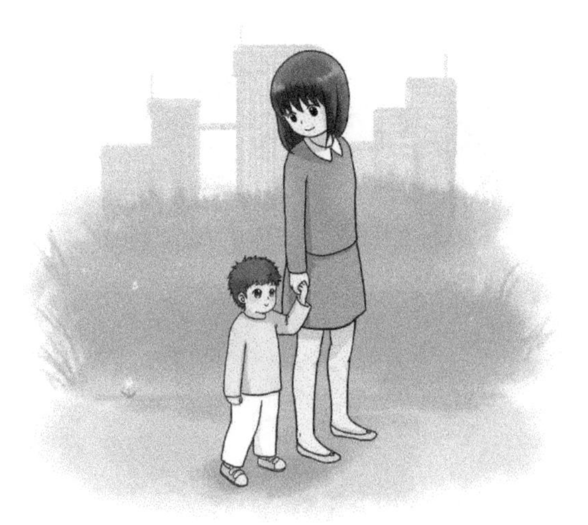

5. 妈妈将星星带离地铁站后，星星逐渐安静下来了。

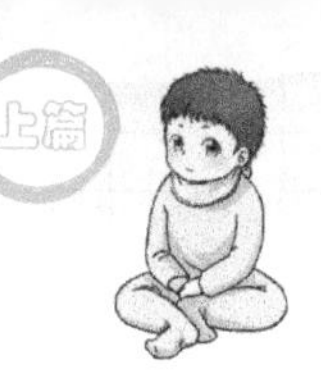

注意！

- 孩子发怪声时不要呵斥或体罚他们，以免加重不良情绪。
- 家长不要急躁，以免把不良情绪传递给孩子。
- 不要在孩子发怪声时通过让他吃东西来让他停止发声，这样会让孩子认为发怪声后会有吃东西的奖励，从而加重他们发怪声的表现。
- 发怪声往往可能是声音刺激导致的反应，如环境中的嘈杂声，离开这样的环境可以让孩子安静下来。

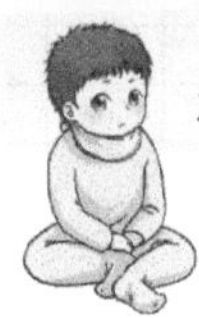

孩子长时间旋转怎么办

康复要点图示

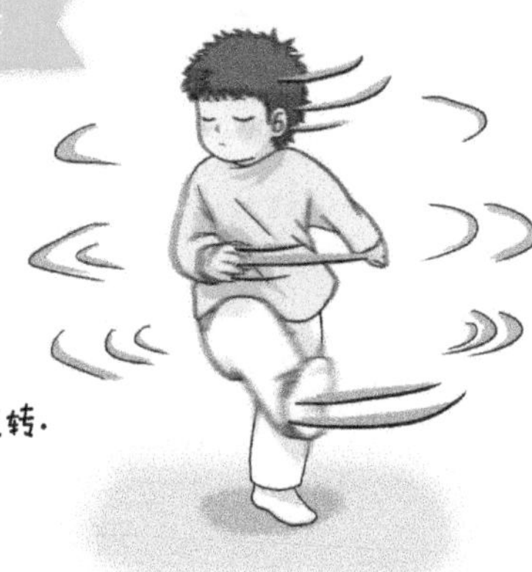

1. 星星独自一人玩耍时喜欢旋转。

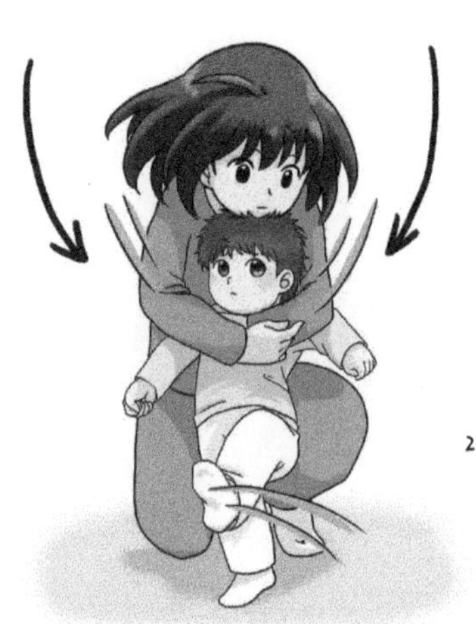

2. 妈妈看到后用双臂抱住星星。

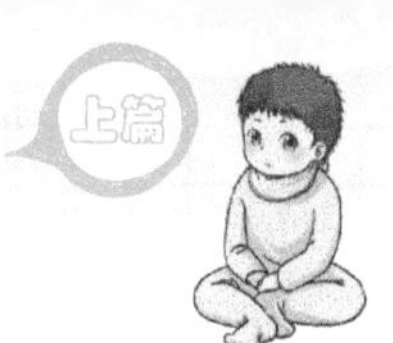

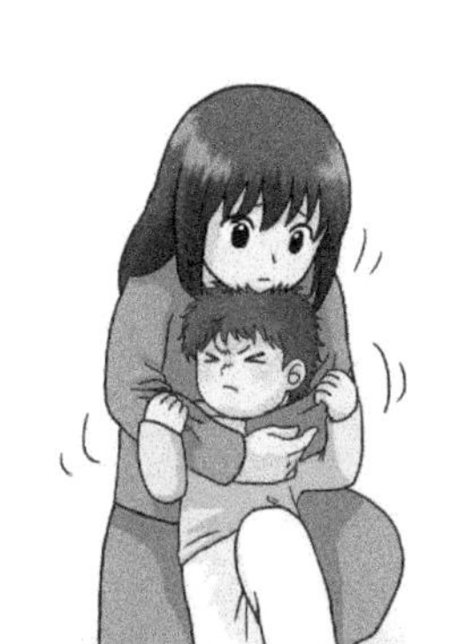

3. 星星仍在挣扎。

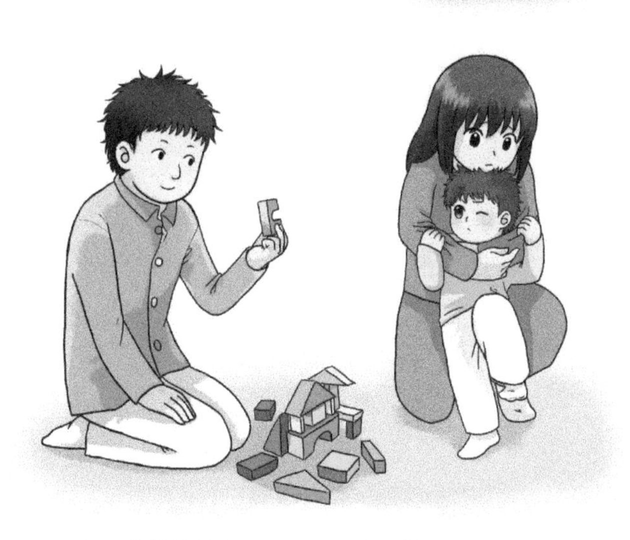

4. 爸爸拿着星星喜欢的积木过来，叠放积木让星星看。

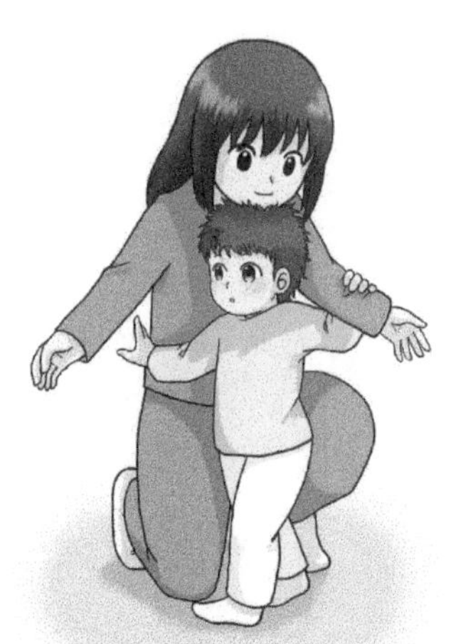

5. 妈妈松开星星。

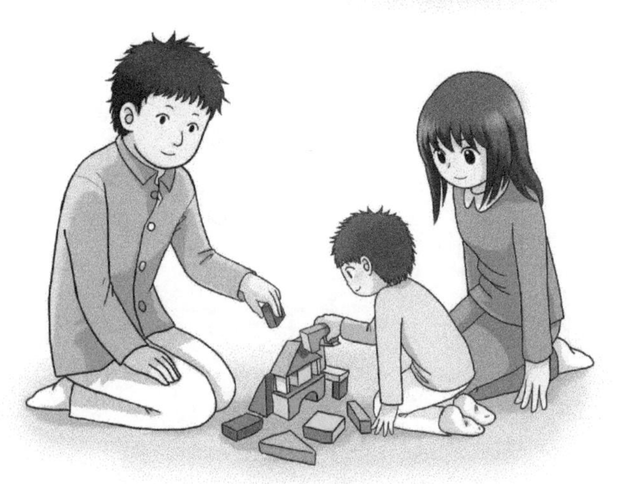

6. 星星不再旋转，和爸爸一起叠放积木。

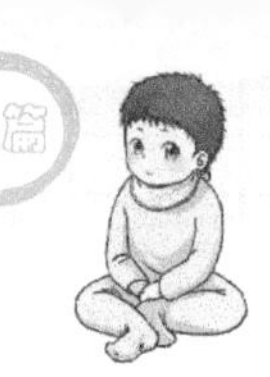

注意!

- 不要因为旋转就呵斥或打骂孩子。
- 抱住孩子后，如果孩子有挣扎不要放松，要用他感兴趣的玩具分散注意力。
- 尽量避免长时间让孩子无事可做。

孩子达不到目的无理取闹怎么办

康复要点图示

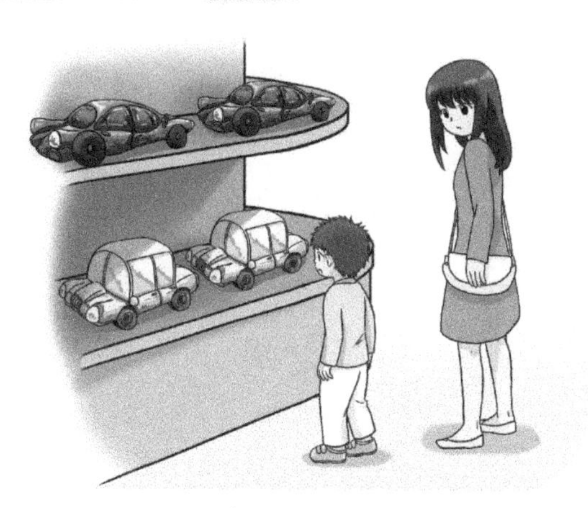

1. 星星看到商场里的玩具汽车想去拿。

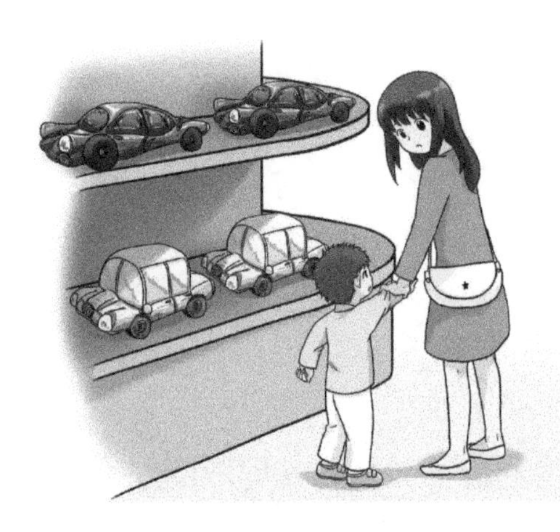

2. 妈妈拉着星星离开.

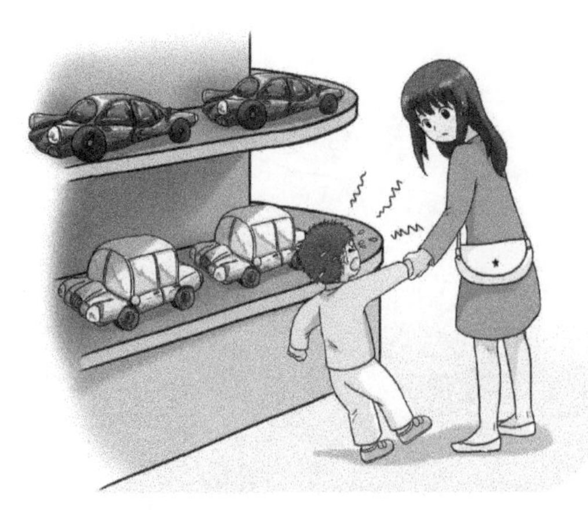

3. 星星哭闹，不愿离开.

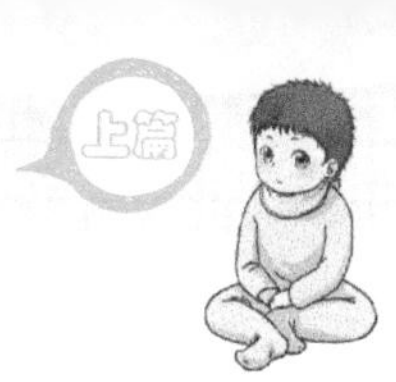

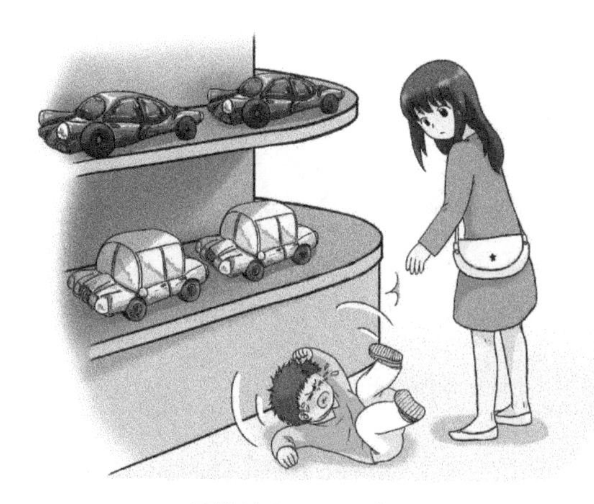

4. 星星躺在地上大声哭闹。

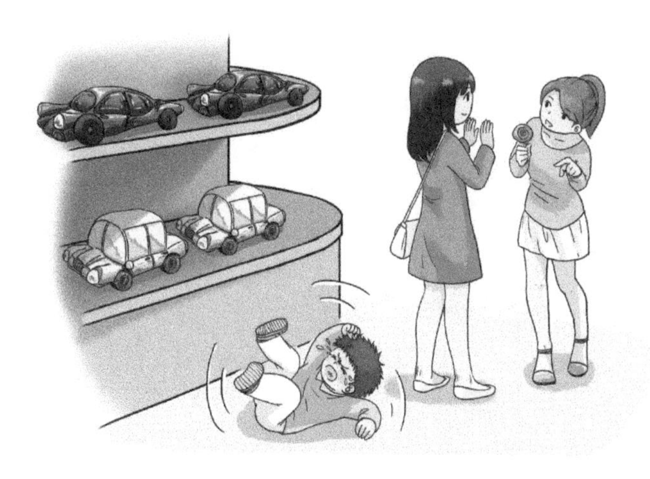

5. 妈妈告知周围的人不要哄星星。

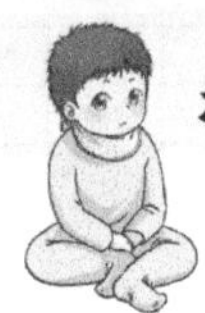

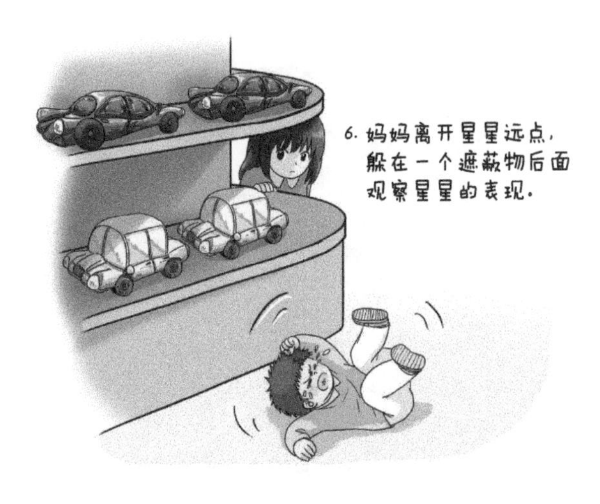
6. 妈妈离开星星远点，
躲在一个遮蔽物后面
观察星星的表现。

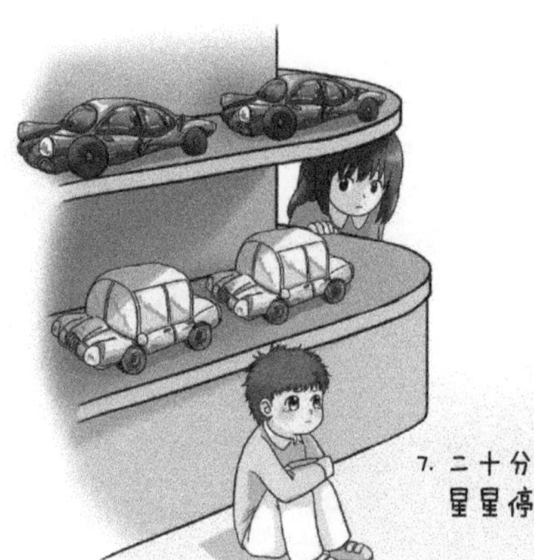
7. 二十分钟左右后，
星星停止了。

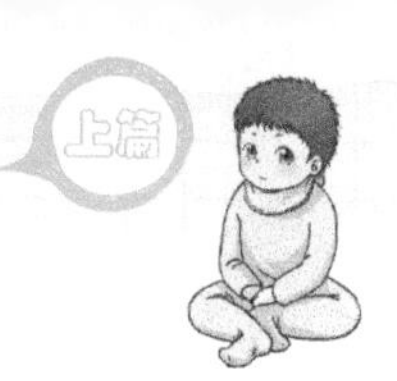

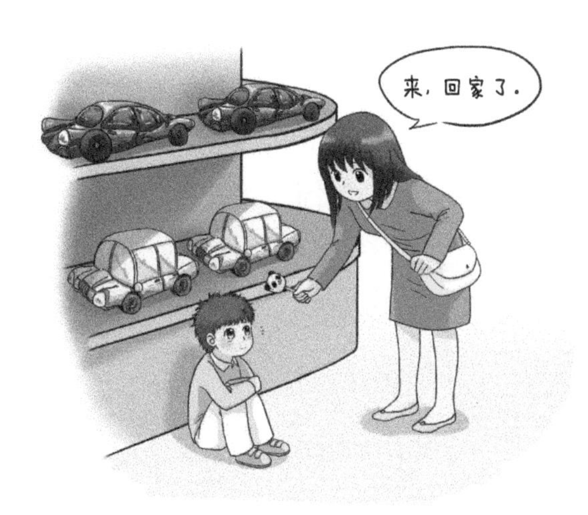

8. 妈妈过来给星星一个食物，引导着星星离开了柜台。

注意！

- 这种情况下不要因为孩子的哭闹就去哄孩子。
- 这种情况下不要因为哭闹就满足孩子的要求。
- 避免出现妈妈不理睬孩子的哭闹表现，但周围其他热心人过来哄孩子的情况。

孩子不与别的小朋友玩要怎么办

康复要点图示

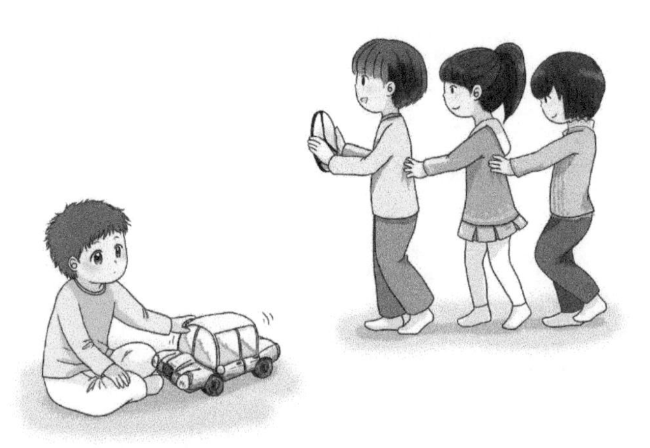

1. 小朋友玩开汽车的游戏（一个拉一个的衣服），星星在旁边自己玩开汽车的游戏。

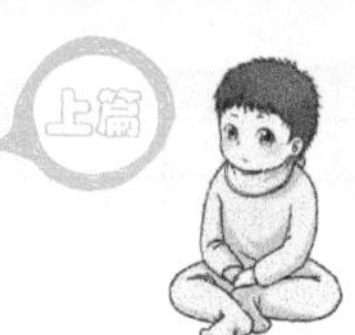

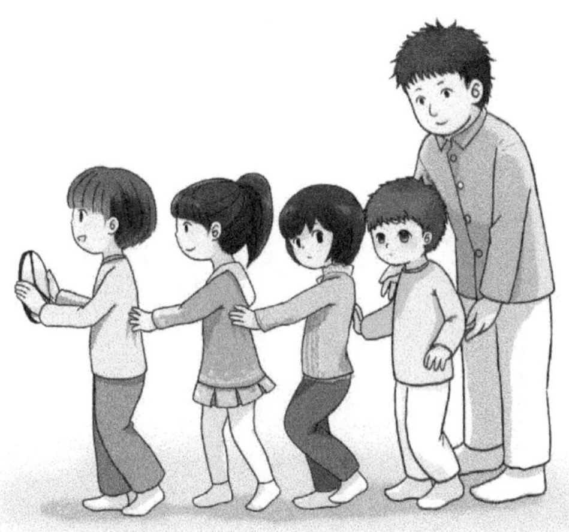

2. 爸爸拉着星星辅助他拉队伍最后一个小朋友的衣服跟随。

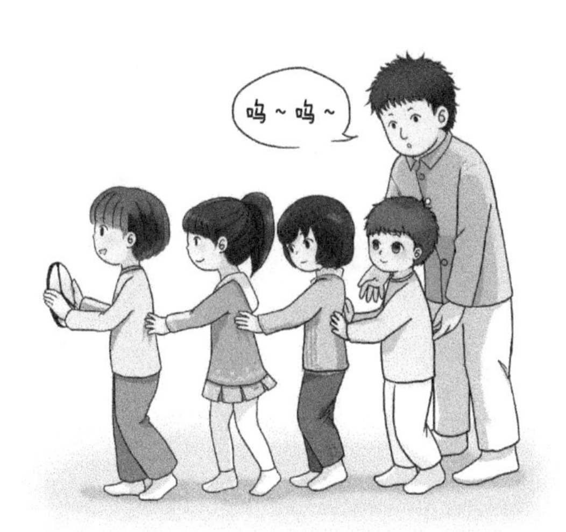

3. 爸爸一边走一边喊着"呜""呜"，
（星星平日玩汽车时喜欢喊"呜""呜"声）
星星听到"呜""呜"声笑了。

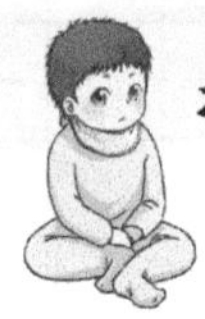

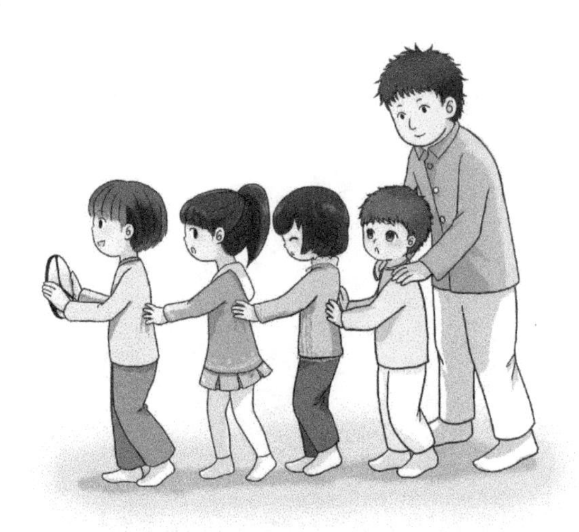

4. 爸爸模仿小朋友拉着星星的衣服跟随他向前走。

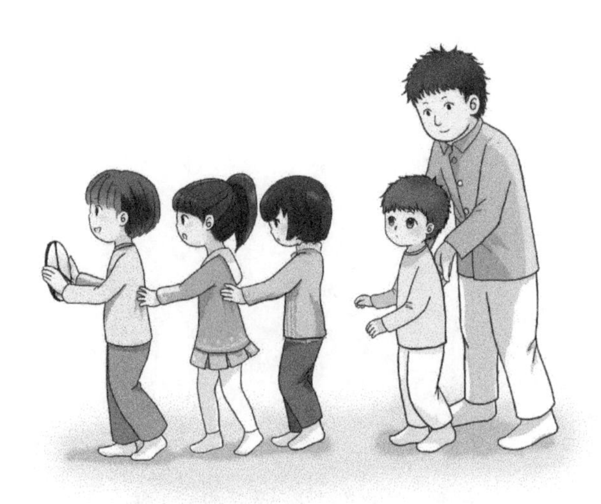

5. 星星脱离队伍时，爸爸即刻给予辅助。
（重复这个游戏，根据孩子的能力给予辅助）

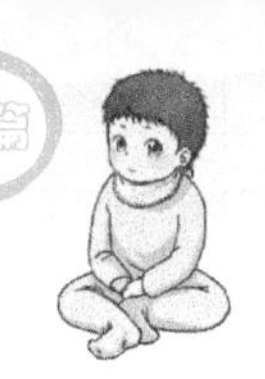

如何让孩子说话句子延长

康复要点图示

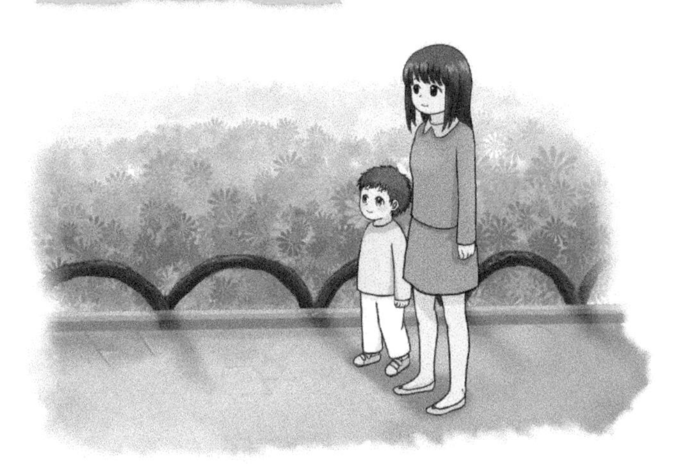

1. 星星和妈妈在盛开的花园旁边。

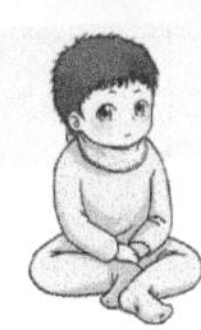

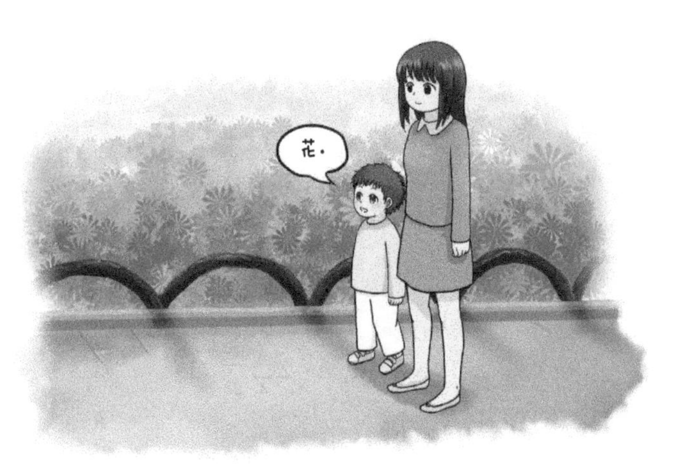

2. 星星主动说“花”.

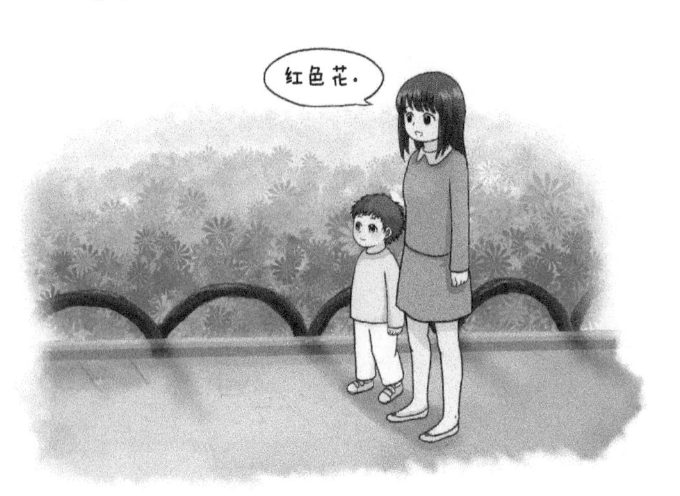

3. 妈妈在旁边说“红色花”.

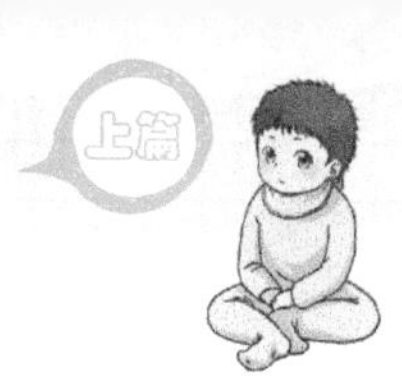

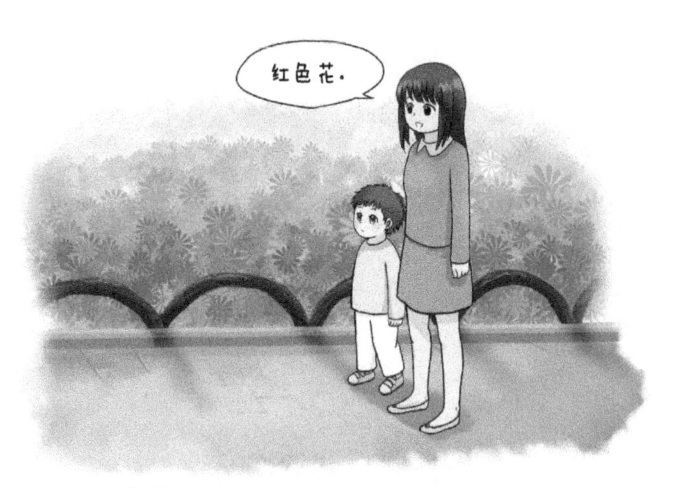

4. 观察星星的反应，如无反应5秒钟后妈妈继续重复“红色花”。（可多次重复，每次间隔5秒以上）

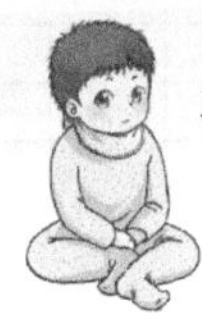

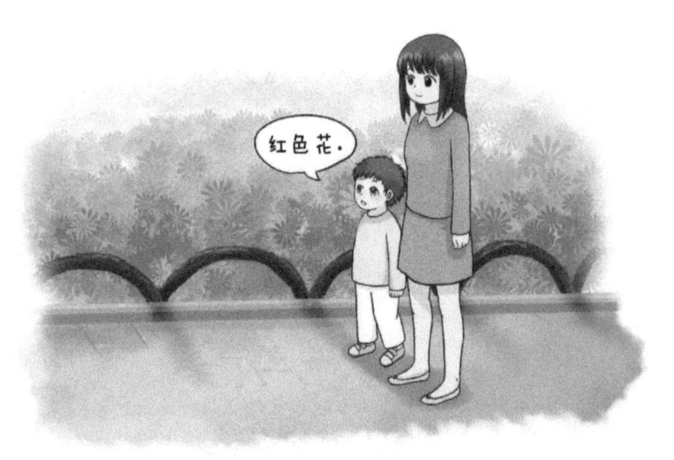

5. 星星跟随说“红色花”。

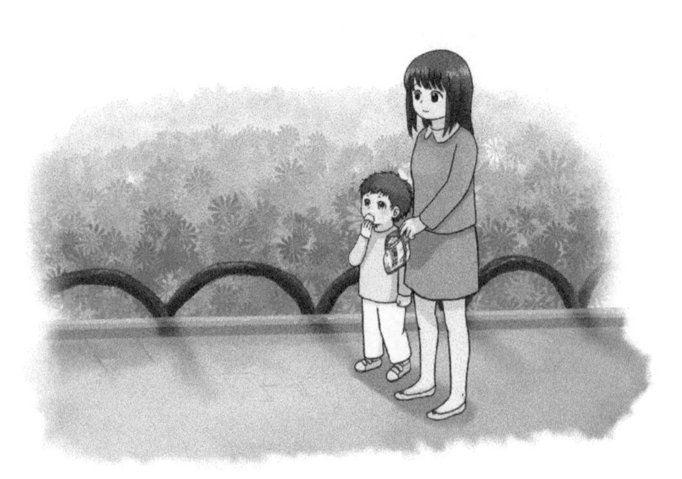

6. 妈妈给星星奖励一个薯片吃。

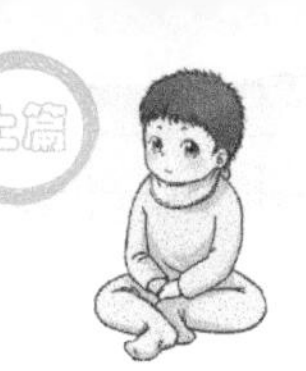

如何让孩子目光注视时间延长

康复要点图示

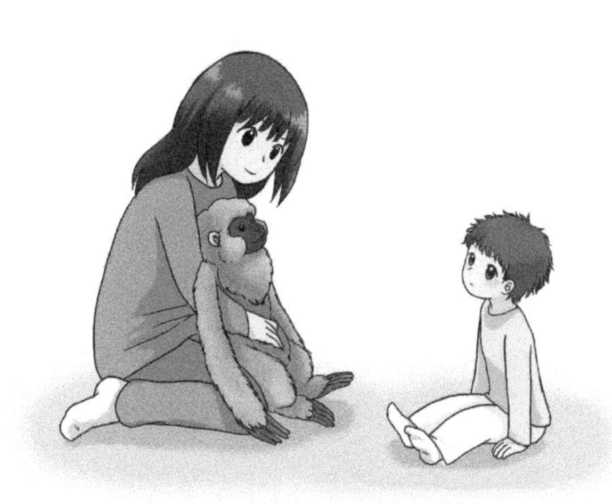

1. 妈妈与星星面对面坐在星星喜欢的地板上，妈妈手里拿着星星喜欢的长臂小猴玩具。

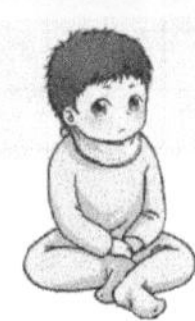

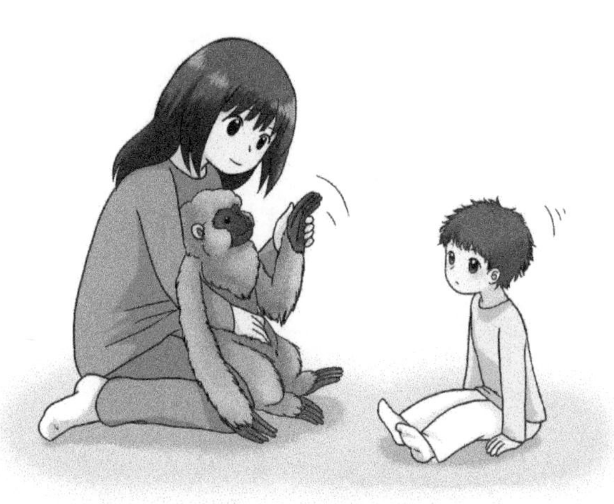

2. 玩偶放在妈妈面前，在星星眼前移动，引起星星的注意。

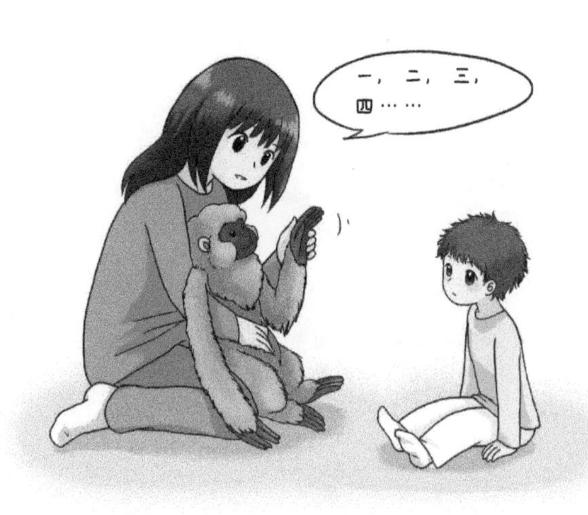

3. 星星目光追视玩偶，妈妈的目光尽量与玩偶靠近并数数。

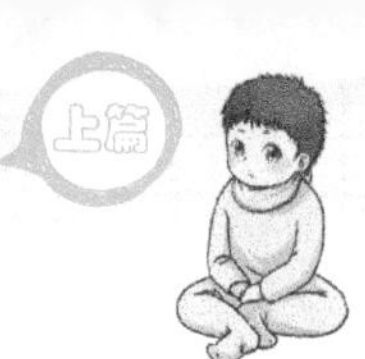

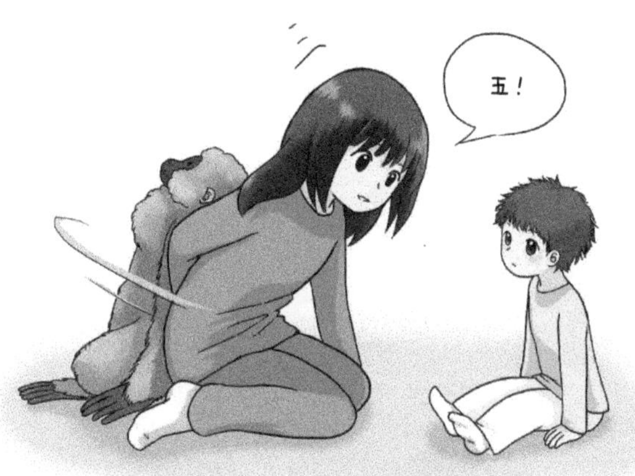

4. 每数5下，玩偶就消失在妈妈身后，
妈妈的目光尽量靠近星星的目光。

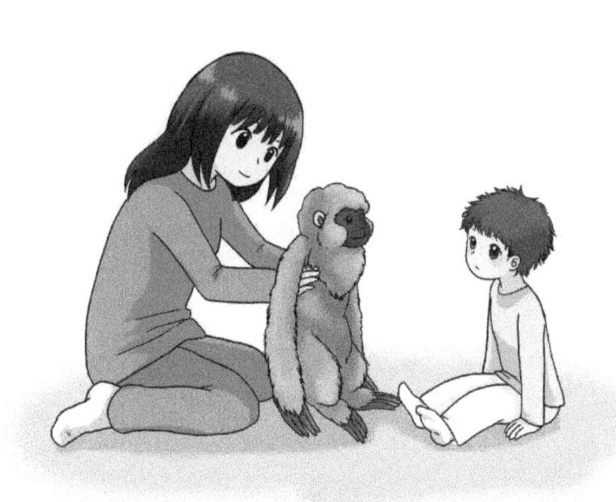

5. 再数两下后，玩偶再次出现在星星面前。根据星星目光注视的时间可延长玩偶消失数数的次数，以延长星星的目光注视妈妈的时间。

如何让孩子独自完成穿衣服

康复要点图示

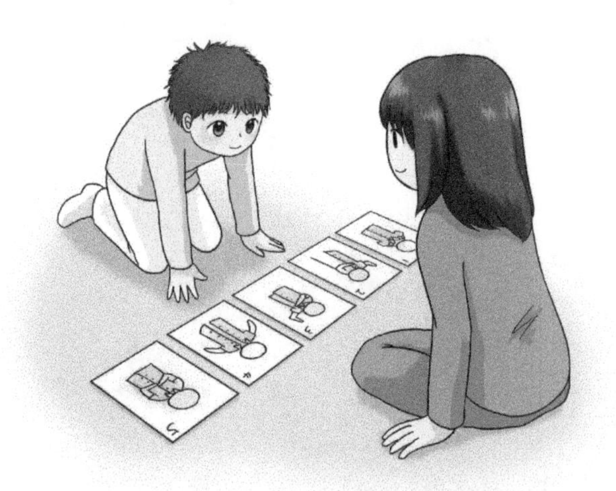

1. 教授穿衣服前，利用他们的视觉优势，将穿衣服的过程分解成若干步并拍成照片，按顺序让星星多次观看。

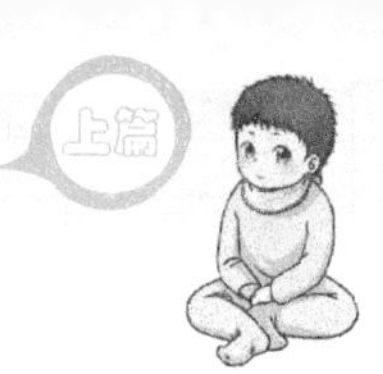

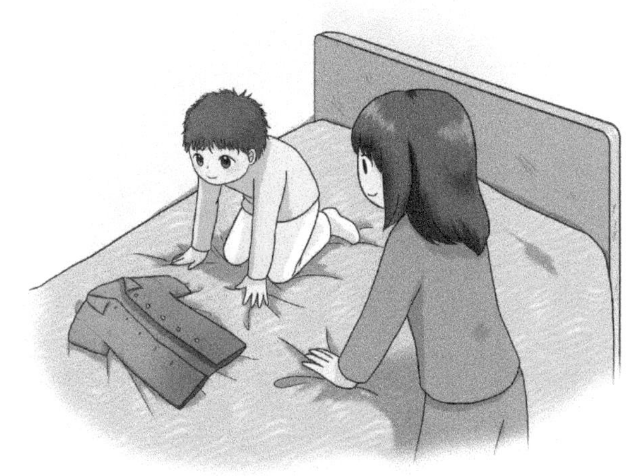

2. 妈妈把衣服放在床上，正面朝上。

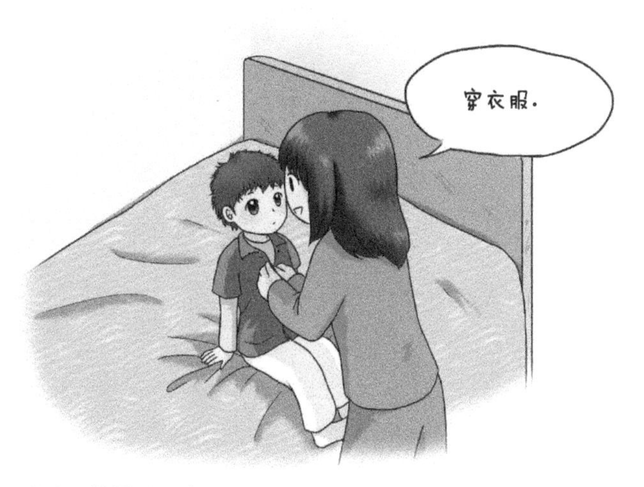

3. 妈妈对星星说"穿衣服"，并根据星星的能力，辅助他依次完成穿衣服的动作。（顺序与前面多次看的照片一致）

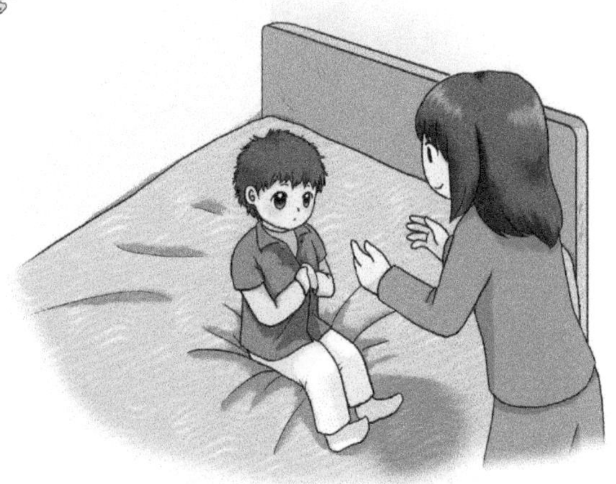

4. 辅助一些循环后，逐渐停止辅助，观察星星自己完成时的情况。

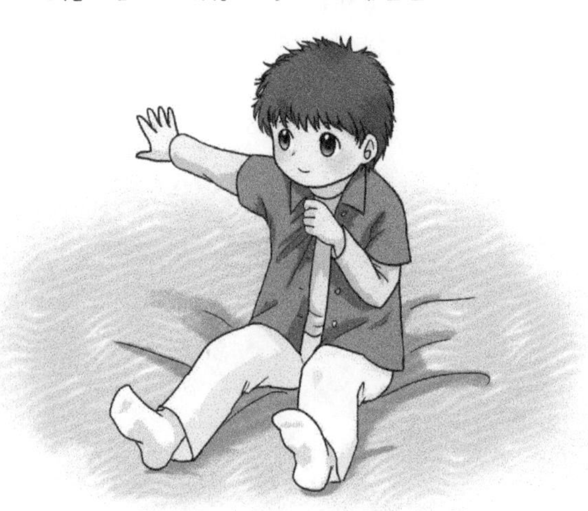

5. 妈妈观察星星独自完成的情况，在适当的地方给予辅助。争取做到穿衣主要靠星星自己完成，尽量动作间没有停顿，连贯完成。

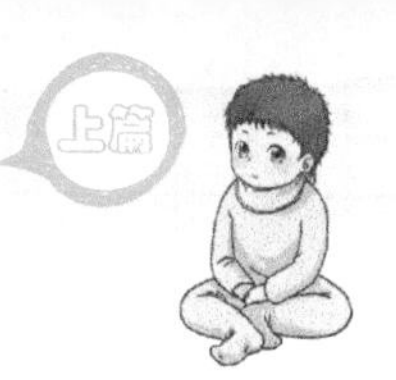

如何让孩子认识货币的价值

康复要点图示

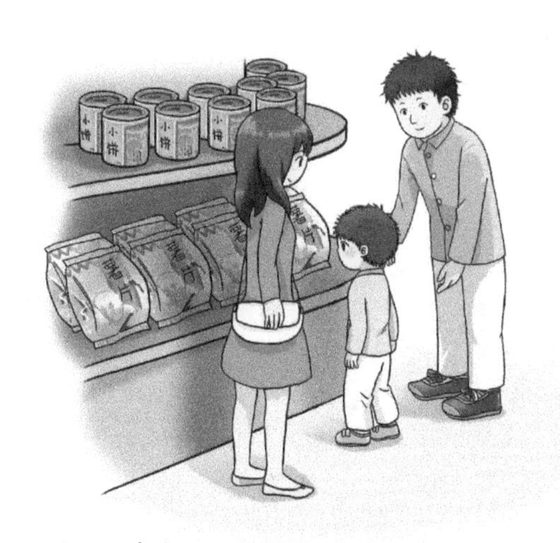

1. 在一个商店里，有星星爱吃的薯片、锅巴、饼干等，妈妈领着星星挑食品，爸爸扮演售货员。

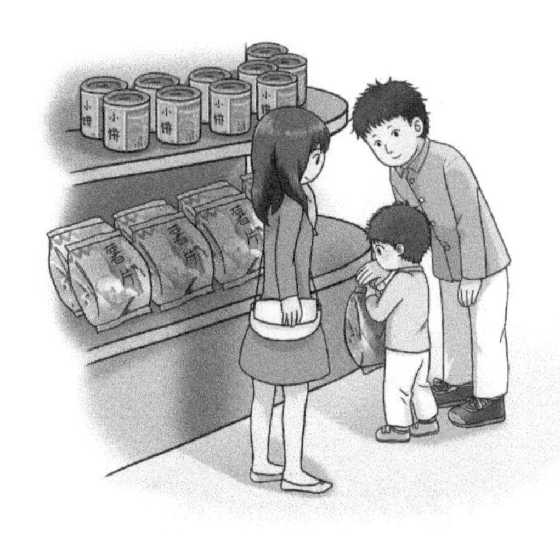

2. 星星突然拿起薯片要打开，爸爸不让打开。

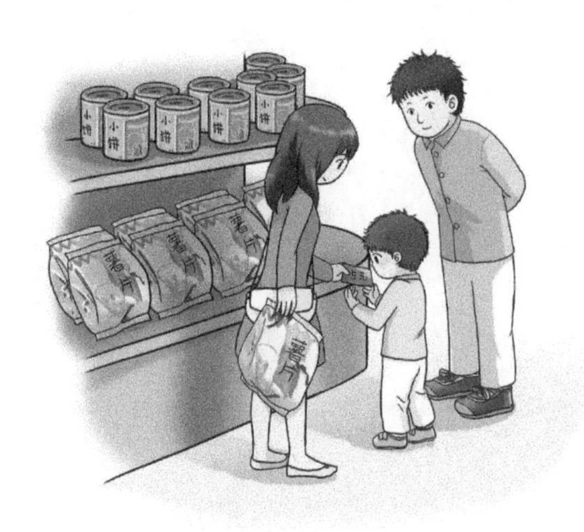

3. 妈妈把薯片从星星手中拿下来，
把5元钱放在星星手中。

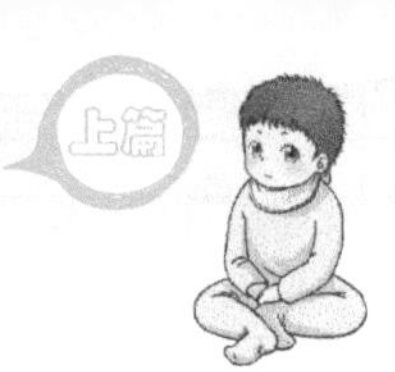

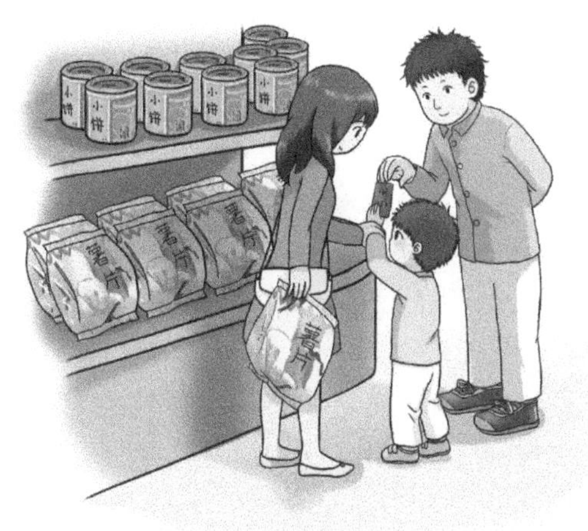

4. 妈妈扶着星星的手把钱放在爸爸的手里。

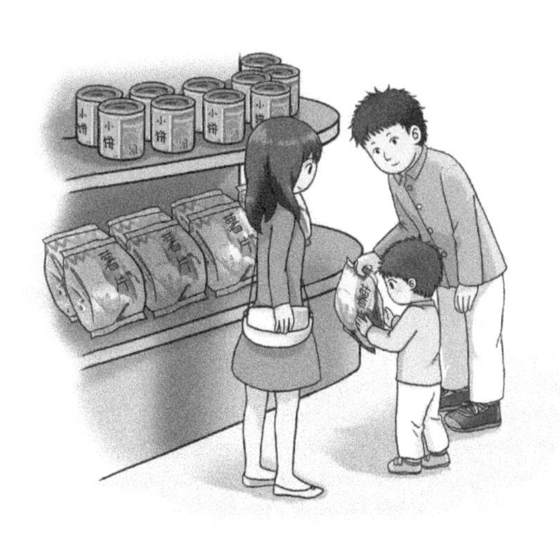

5. 爸爸把薯片给星星。

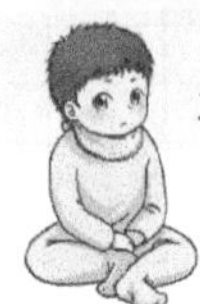

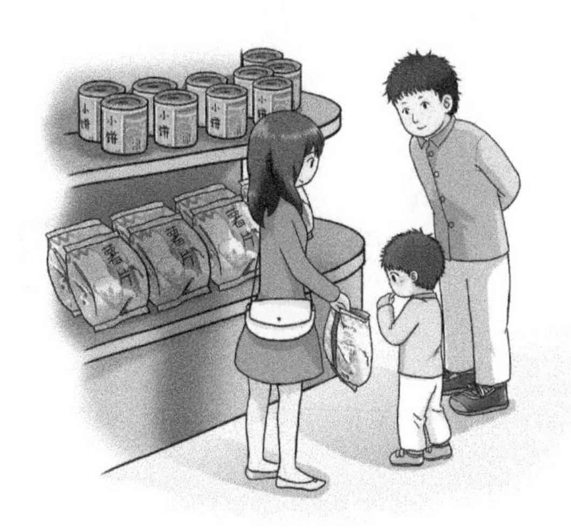

6. 付款后并经过店家的允许，妈妈帮星星把薯片打开并吃薯片。

注意！

- 要用不同价值的钱换不同的东西，以便孩子理解钱的意义。

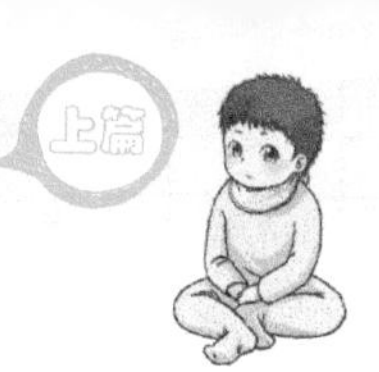

如何让孩子了解物品的多样性

康复要点图示

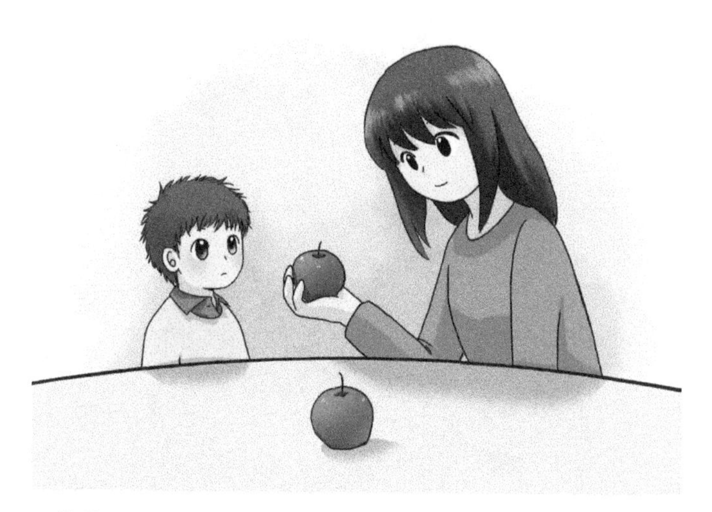

1. 星星和妈妈坐在桌子的两边，桌子上放着一个苹果，妈妈手里拿着一个大小和颜色同桌上苹果很相近的苹果。

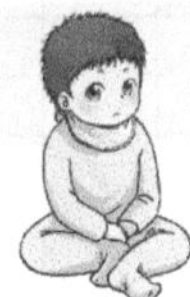

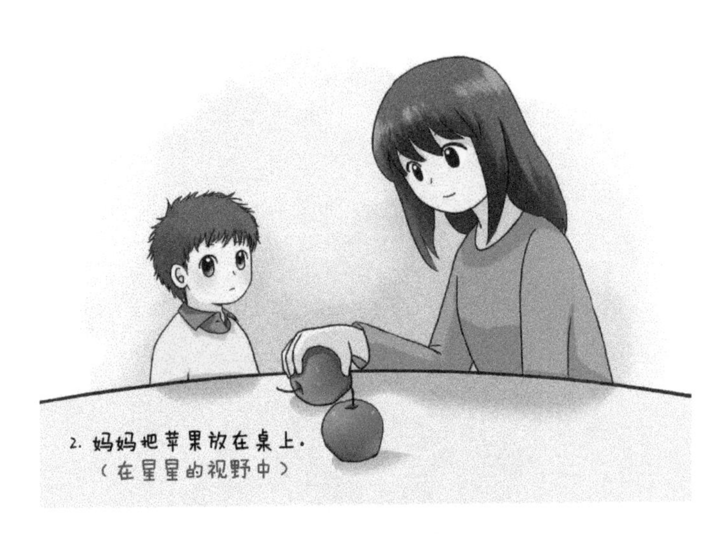
2. 妈妈把苹果放在桌上.
（在星星的视野中）

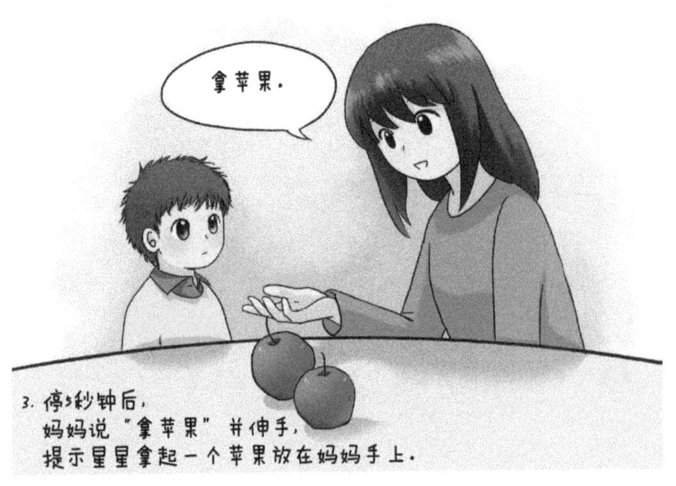
拿苹果.
3. 停5秒钟后，
妈妈说“拿苹果”并伸手，
提示星星拿起一个苹果放在妈妈手上.

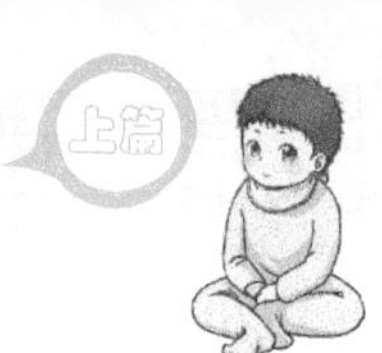

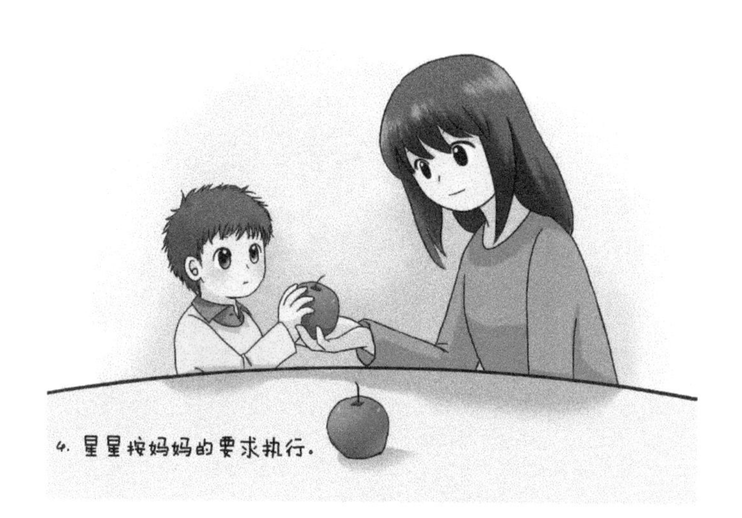
4. 星星按妈妈的要求执行。

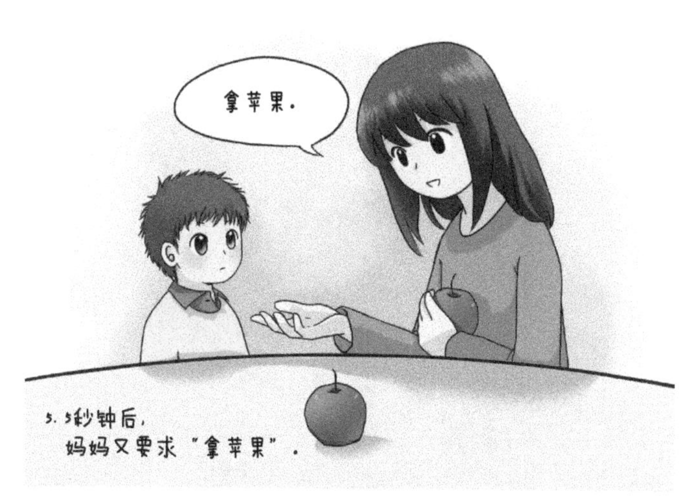
拿苹果。
5. 5秒钟后，
妈妈又要求“拿苹果”。

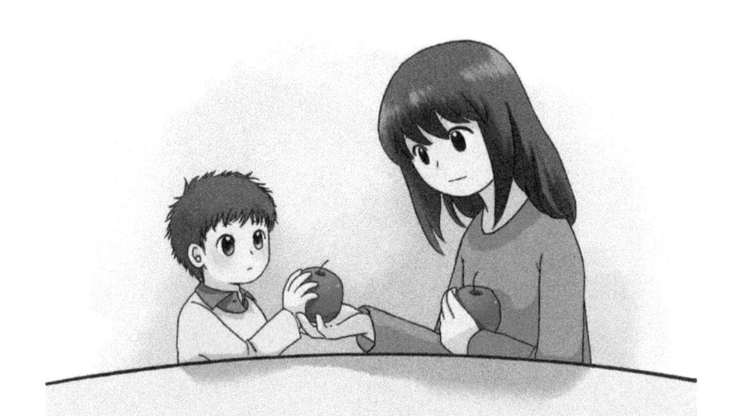

6. 星星按妈妈要求拿起桌上的另一个苹果放在妈妈的手上。

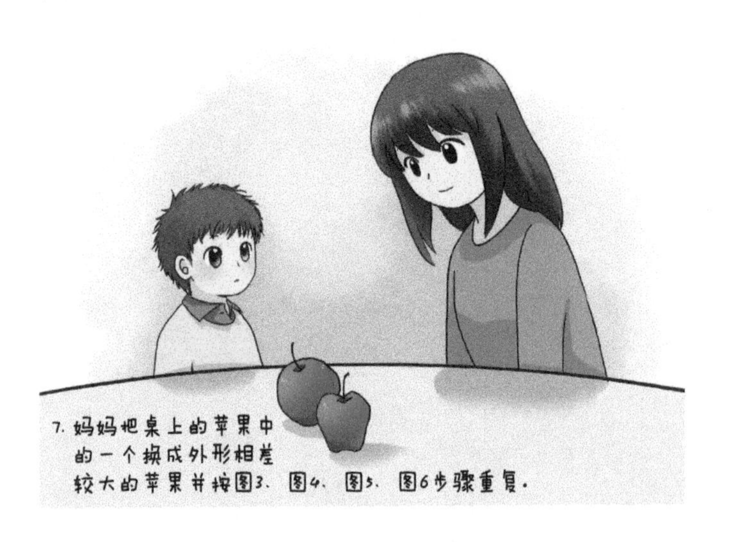

7. 妈妈把桌上的苹果中的一个换成外形相差较大的苹果并按图3、图4、图5、图6步骤重复。

上篇

8. 妈妈把桌上的一个苹果
换成一张苹果图片并按图3、图4、图5、图6步骤重复。

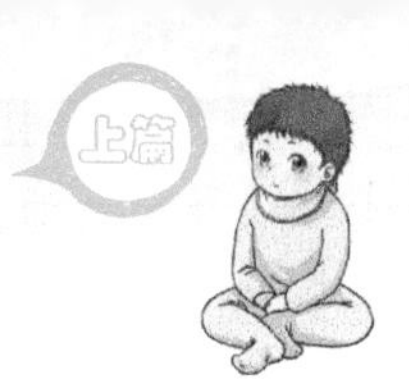

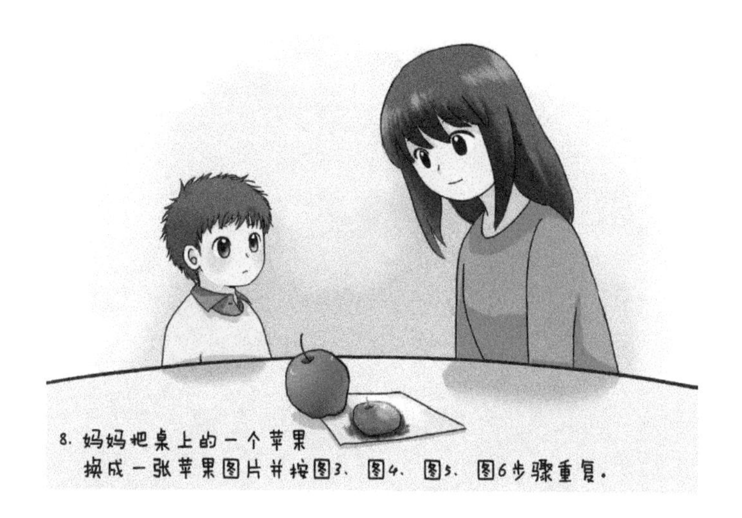

注意!

- 实际操作中，根据孩子的能力来选择2个物品外形的差异程度。

如何让孩子理解“爸爸”的含义

康复要点图示

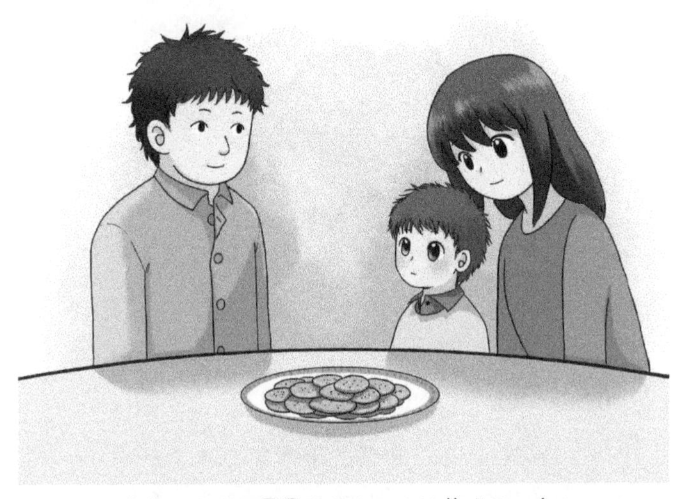

1. 爸爸、妈妈和星星围坐在一个放着饼干的桌上。（房间没有其他人）

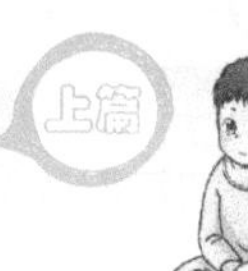

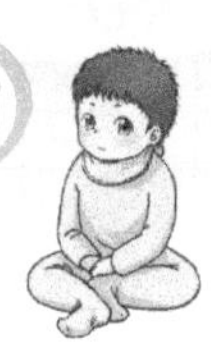

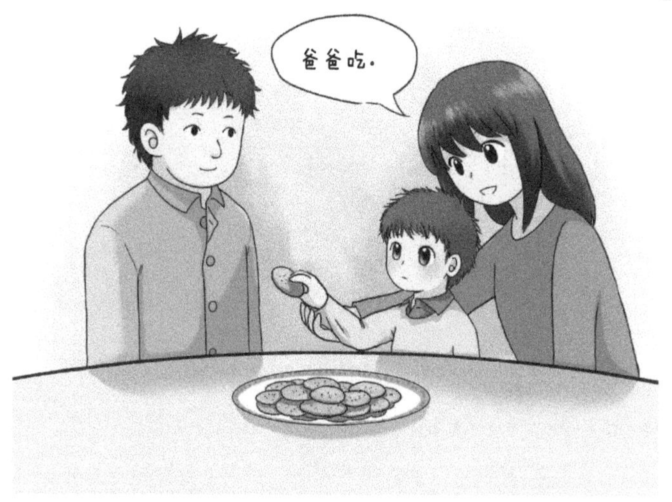

2. 妈妈辅助星星拿起一块饼干给爸爸，并说“爸爸吃”。
反复图2，直到出现图3中的情形。

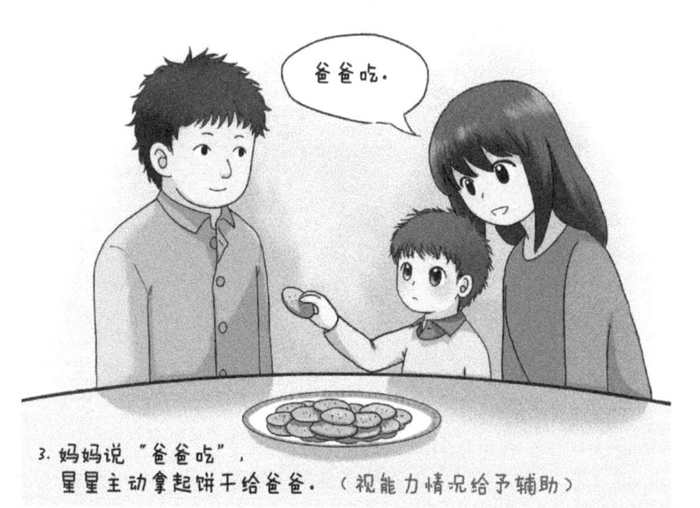

3. 妈妈说“爸爸吃”，
星星主动拿起饼干给爸爸。（视能力情况给予辅助）

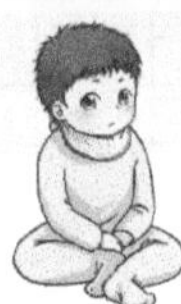

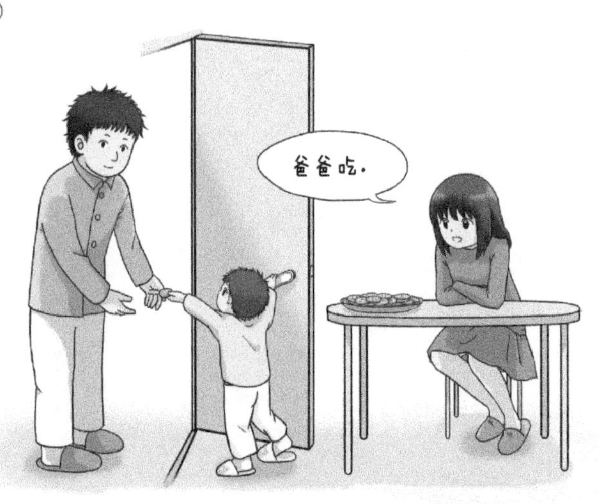

4. 具有图3能力后，爸爸离开桌子走入另一间房间。妈妈说“爸爸吃”，星星拿起饼干到爸爸所在房间给爸爸饼干。（视能力情况给予辅助）

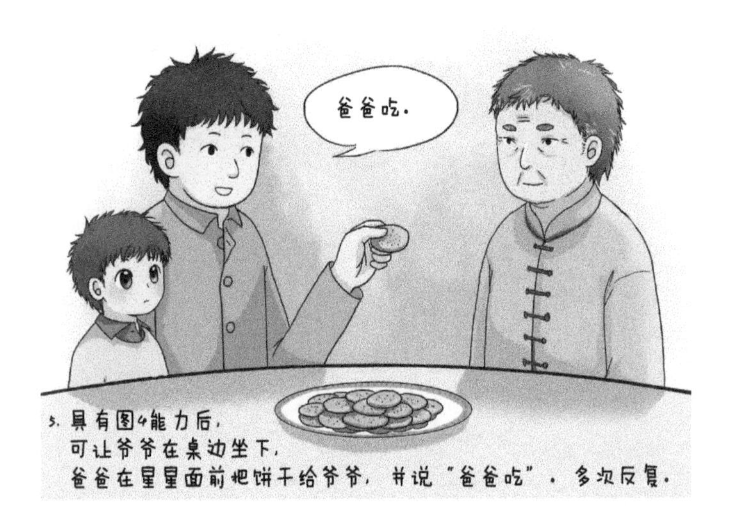

5. 具有图4能力后，可让爷爷在桌边坐下，爸爸在星星面前把饼干给爷爷，并说“爸爸吃”。多次反复。

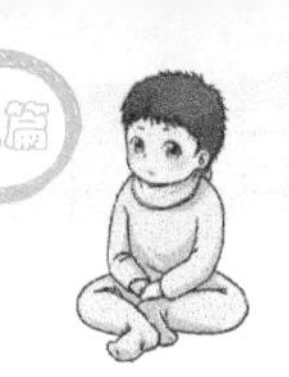

如何让孩子学会有目的的模仿

康复要点图示

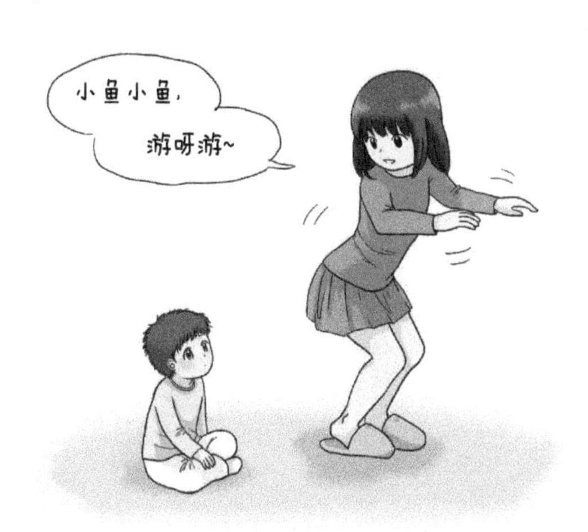

1. 妈妈一边说“小鱼小鱼游呀游”，一边双上肢做“游”的动作，星星关注妈妈。

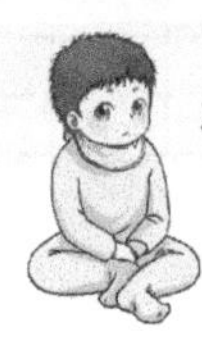

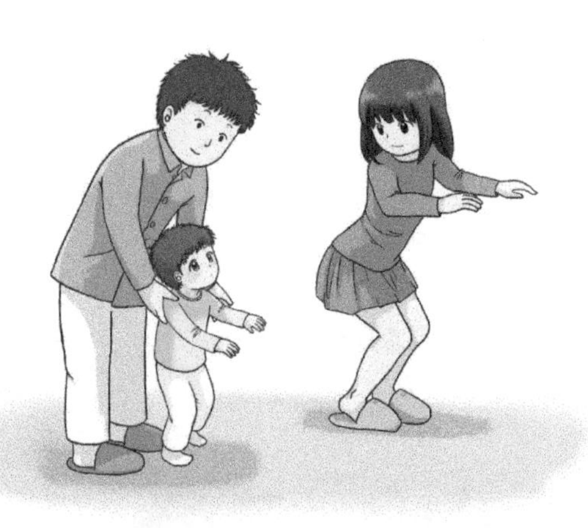

2. 爸爸根据星星的表现，辅助星星模仿妈妈。
（每次模仿间隔5秒钟）

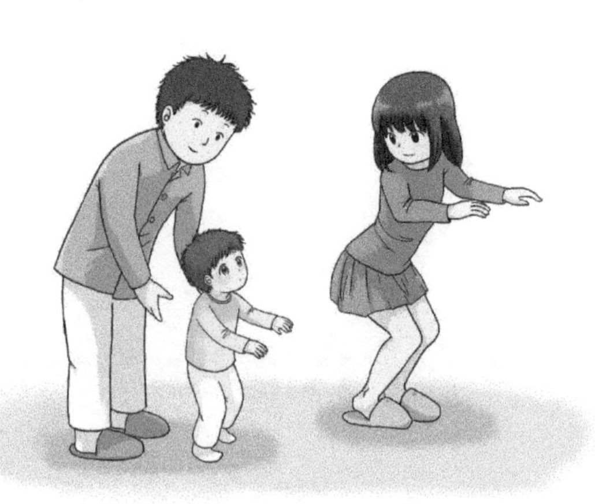

3. 爸爸渐减少辅助，尽量让星星自己模仿。

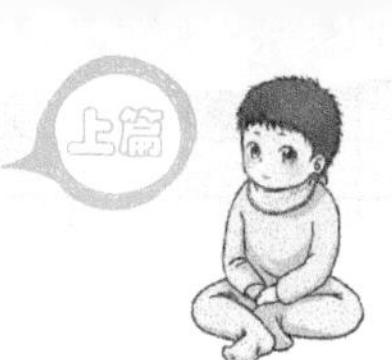

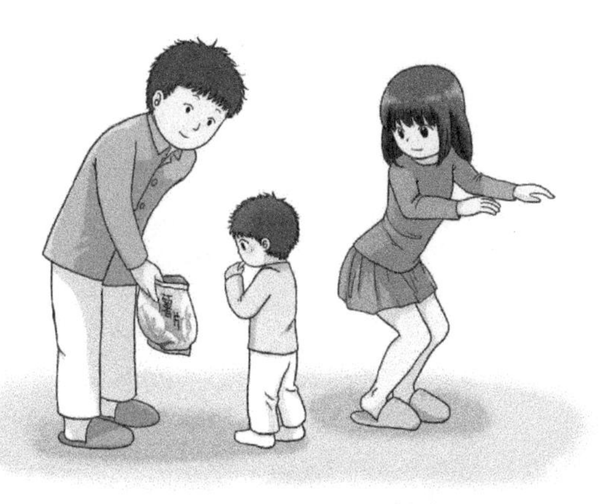

4. 如模仿中星星基本自己完成，爸爸给星星吃他喜欢的薯片作为奖励。

注意！

- 从孩子喜欢做的事开始训练。

如何让孩子学会排队

康复要点图示

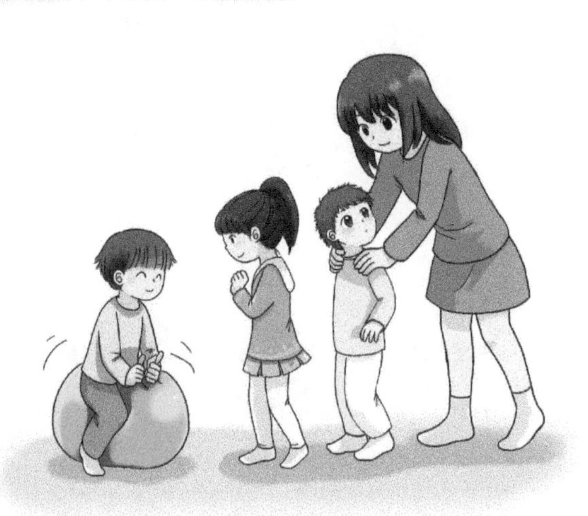

1. 星星排队和小朋友一起跳羊角球，星星前面排了一个小朋友，妈妈辅助星星跟随在小朋友后面玩耍。

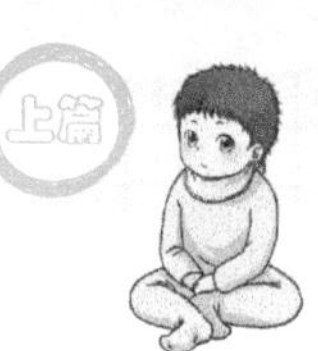

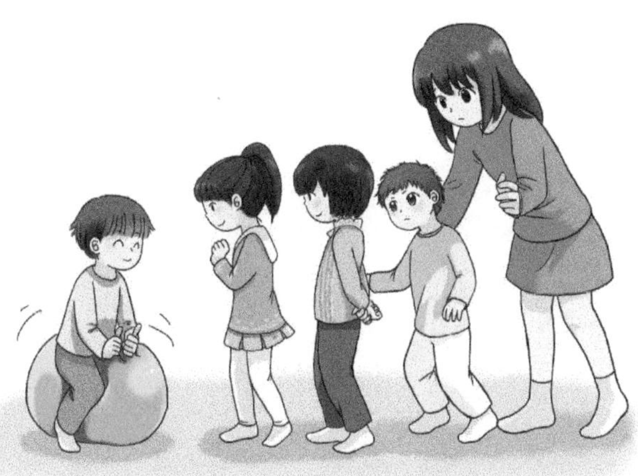

2.（当图1的训练能够完成）星星前面开始排两个小朋友，训练时，星星不停试图走出队列冲到前面。

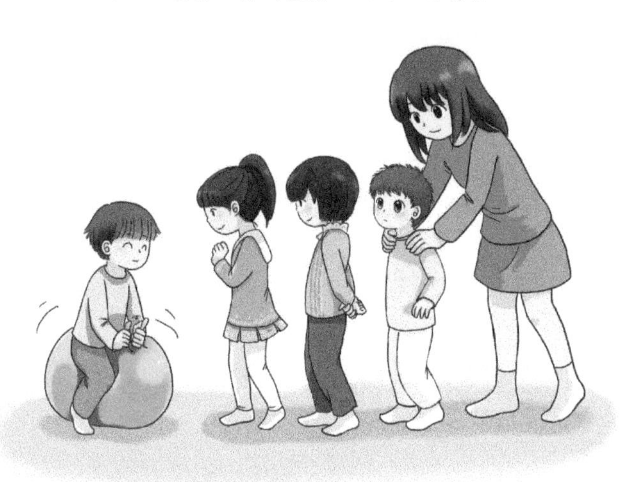

3. 妈妈在一旁辅助星星排在两个小朋友的后面等待。

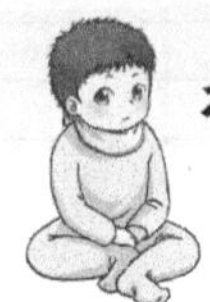

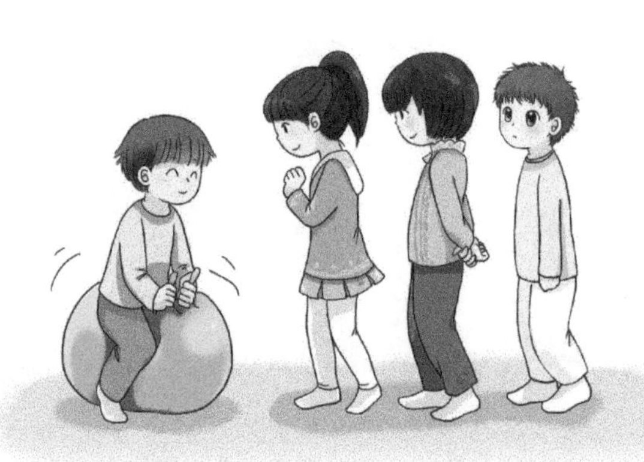

4. 期间如果出现不用妈妈辅助星星主动跟在两个小朋友后面玩耍的场景，游戏结束后妈妈给星星吃薯片。

注意！

- 如此反复，如果10次有6次星星都能基本独自完成，可开始在星星前面排3个小朋友。

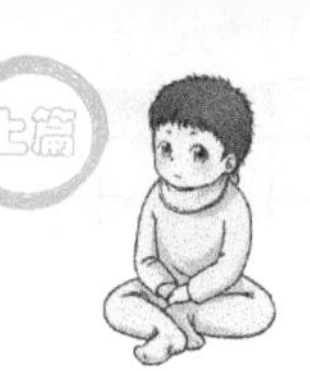

孩子总是莫名其妙地打别人怎么办

康复要点图示

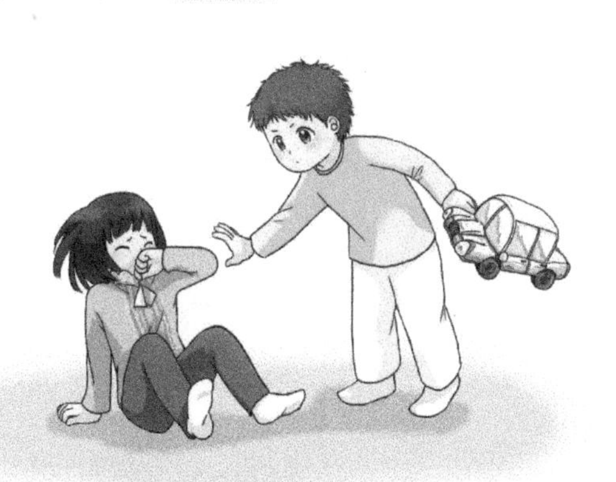

1. 丽丽在玩汽车，星星过来推倒丽丽拿走了汽车。

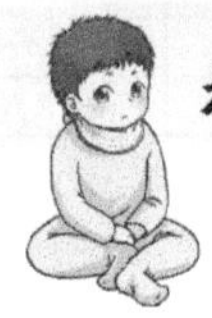

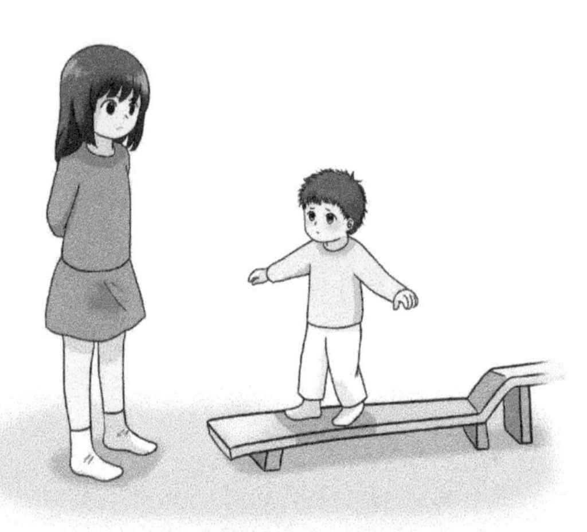

2. 妈妈即刻让星星站在平衡木上，目的是把打人的行为和不喜欢做的走平衡木的事联系在一起。

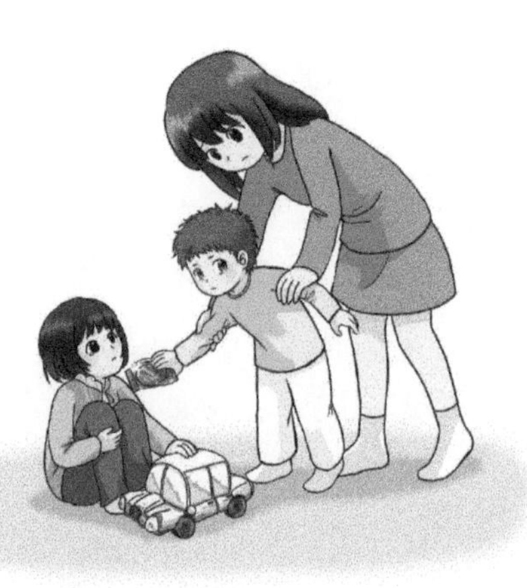

3. 数分钟后妈妈再次把星星领到玩小汽车的丽丽面前，扶着星星的手把一块饼干给丽丽。

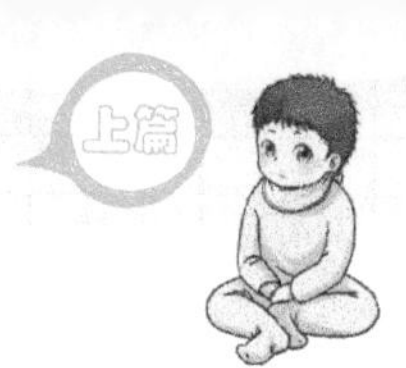

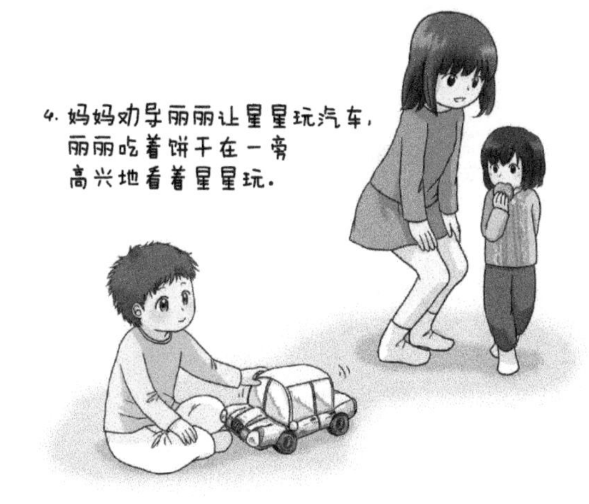
4. 妈妈劝导丽丽让星星玩汽车，
丽丽吃着饼干在一旁
高兴地看着星星玩。

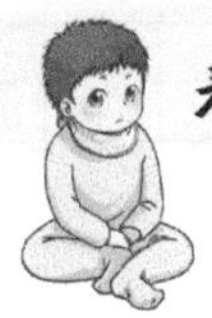

如何减少孩子对刻板形式的要求

康复要点图示

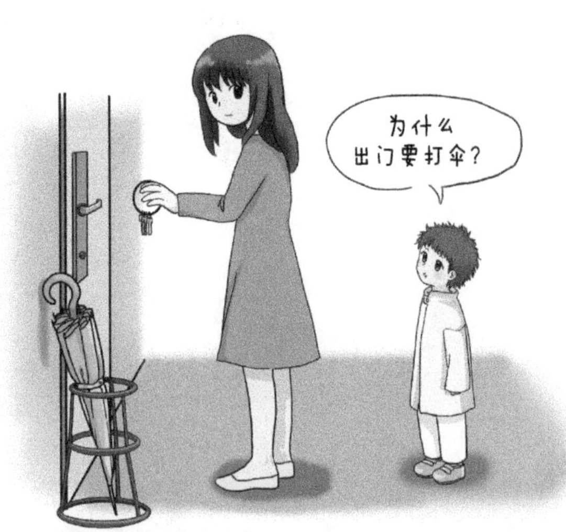

1. 妈妈准备带星星出门，星星看到门口放的伞，就问“为什么出门要打伞”。

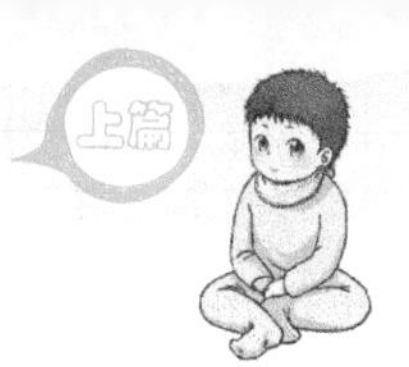

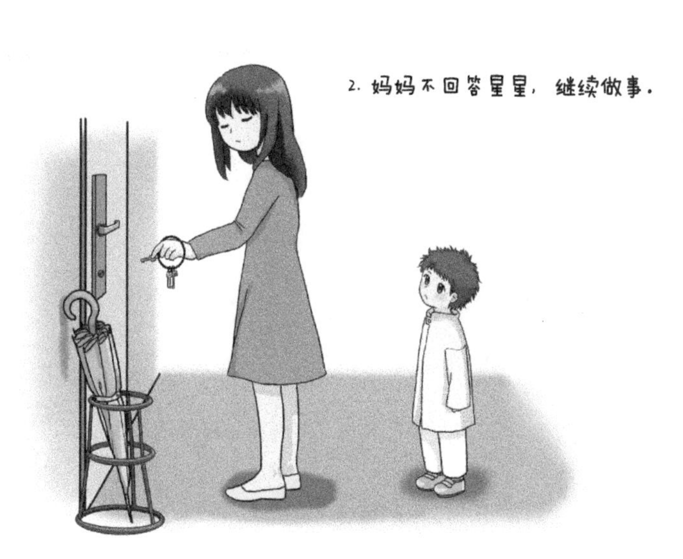

注意！

- 不回答无意义的刻板问话，用孩子喜欢的游戏分散。

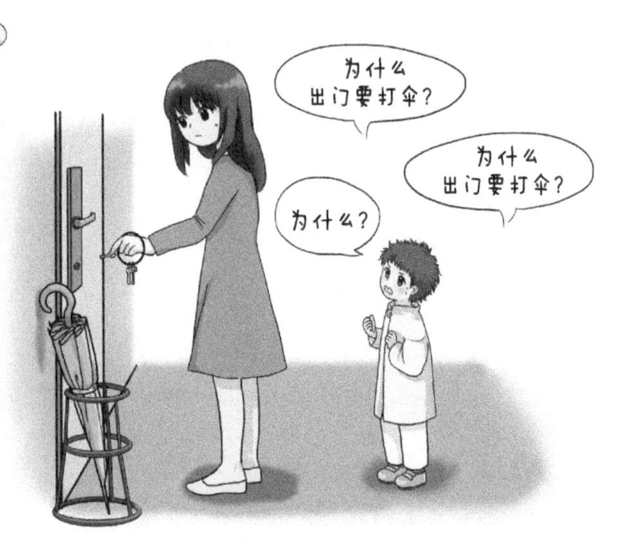

3. 星星反复地问，并渐渐出现烦躁表现。

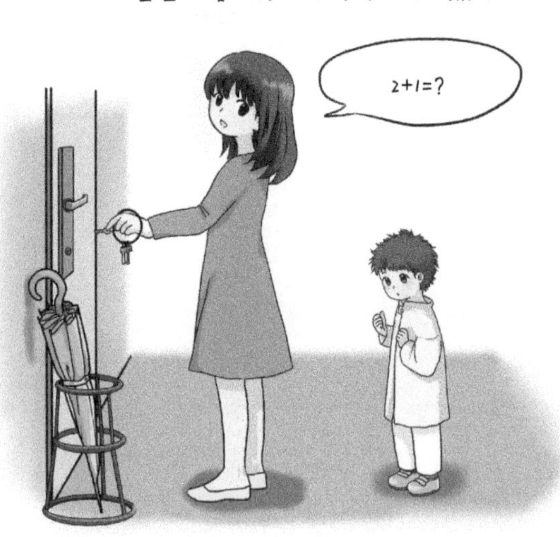

4. 这时，妈妈问星星喜欢的数字加法游戏，以便分散星星的注意力。

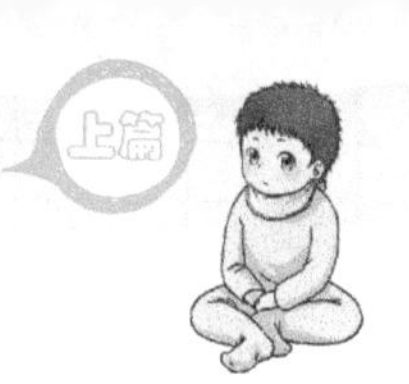

如何让孩子学会复述已发生的事情

康复要点图示

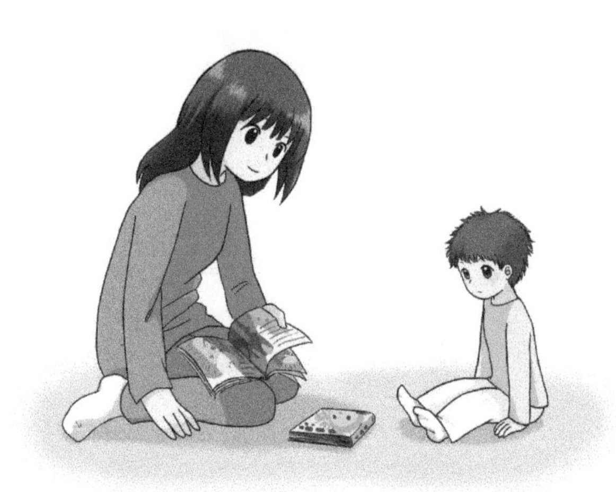

1. 星星和妈妈坐在地板上，星星面前放了一本书。

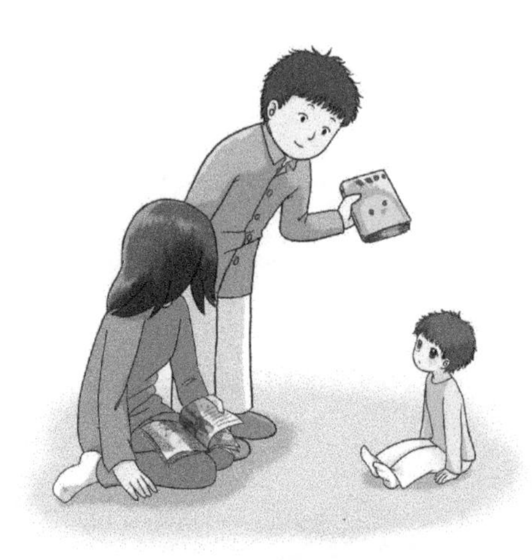

2. 爸爸进来将书拿走。

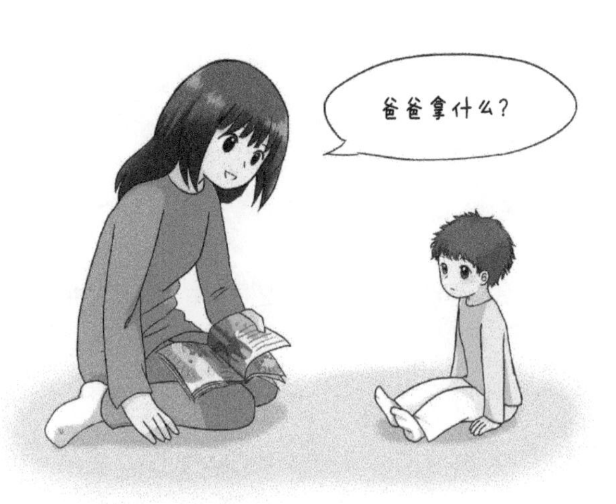

3. 妈妈即刻问“爸爸拿什么”。

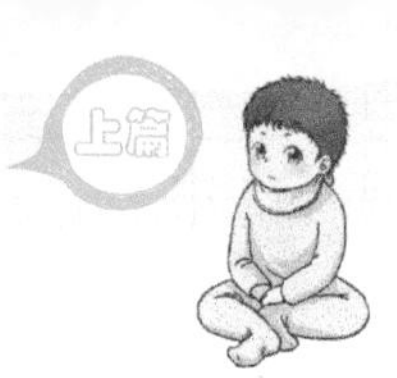

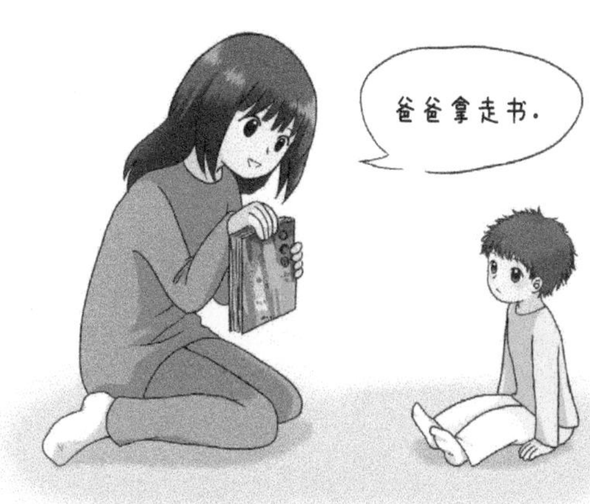

4. 星星回答“书”。
如果星星不回答，5秒钟后妈妈说“爸爸拿走书”。

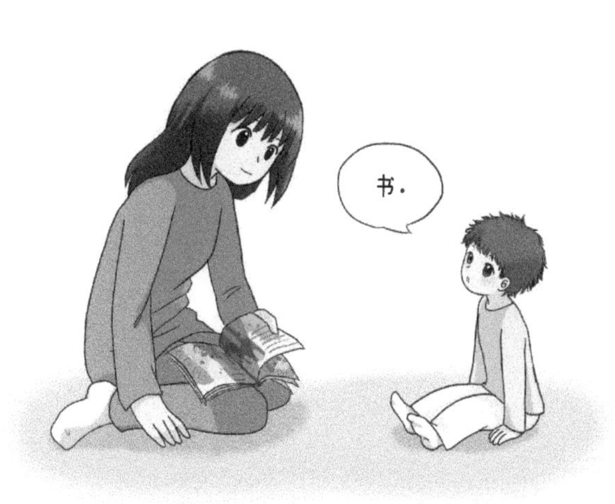

5. 如果星星可以回答，则延长问话与爸爸把书拿走的时间，继续重复此训练。

怎样告诉孩子事物间的逻辑关系

康复要点图示

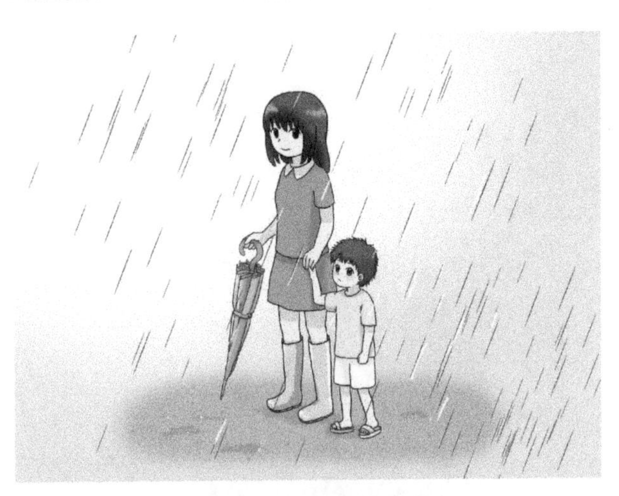

1. 下雨天，妈妈领星星外出。

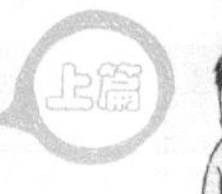

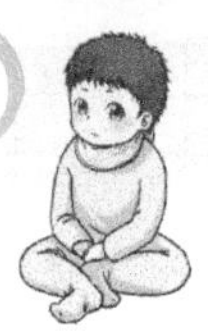

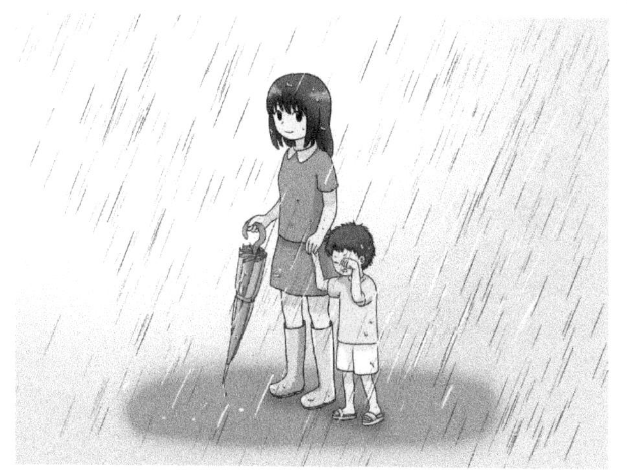

2. 星星没用雨具站在雨中被雨水淋到，有不适感。

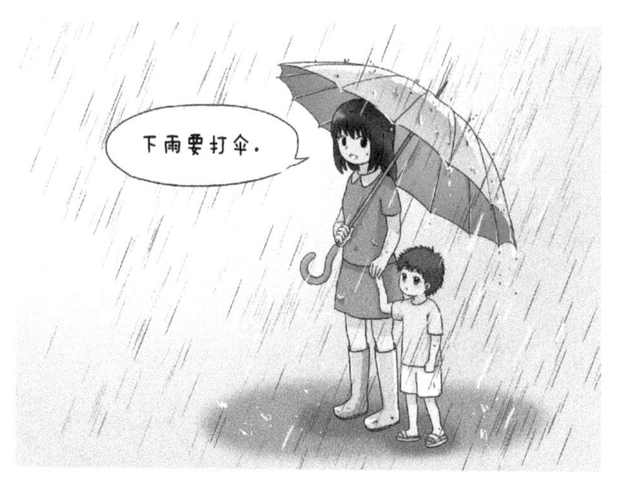

3. 妈妈为星星撑起随身带的伞，并同时说“下雨要打伞”，目的是让星星体会下雨与打伞的关系。

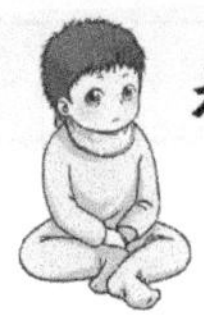

如何让孩子学会约束自己的行为

康复要点图示

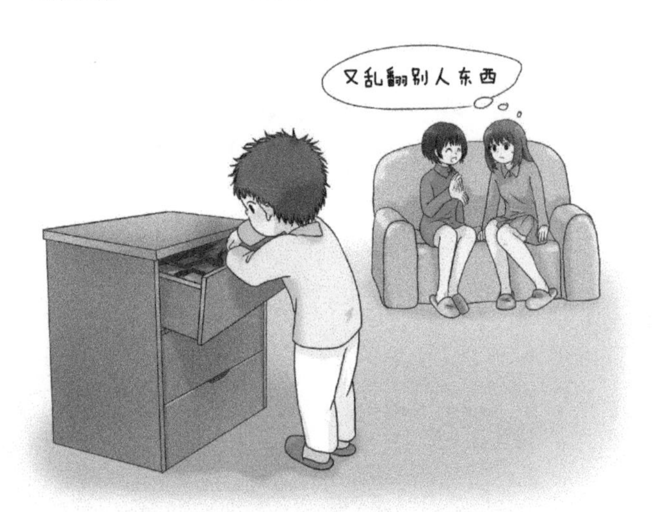

1. 星星到别人家总是喜欢翻别人家的抽屉。

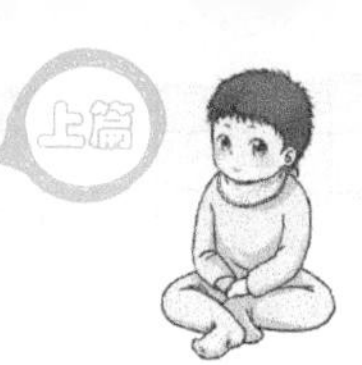

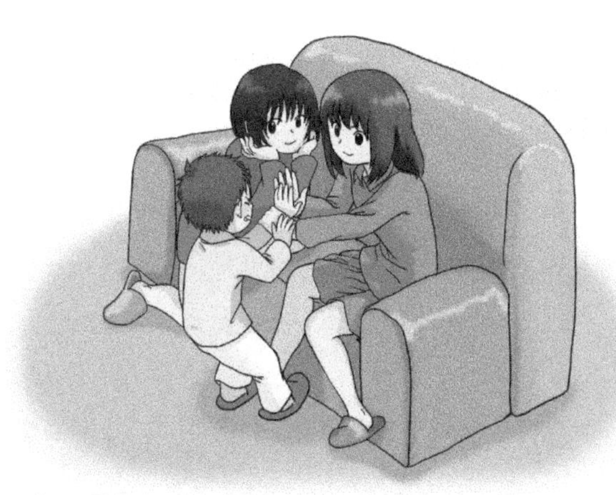

2. 每当星星翻别人家抽屉时，
妈妈就让星星做星星不喜欢的交替拍手游戏。（你拍1，我拍1）

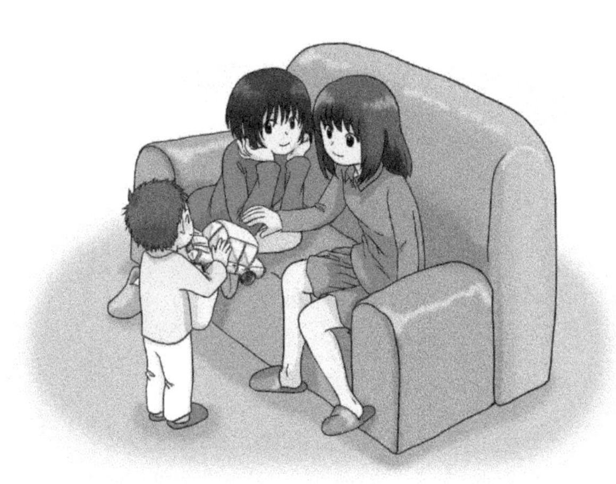

3. 拍手游戏后再过5秒钟，妈妈把星星喜欢的小汽车给他，
分散星星的注意力，以便他不再翻别人家抽屉。

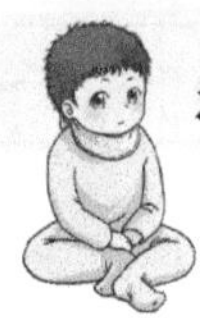

注意！

- 一方面让星星体会到做了不好的事后会有不好的体会（如拍拍手），另一方面要通过星星喜欢的事情分散他的注意力。

如何让孩子做事不“磨叽”

康复要点图示

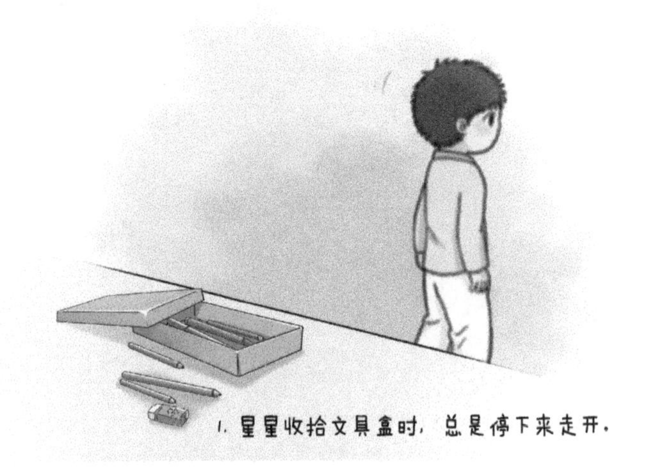

1. 星星收拾文具盒时，总是停下来走开。

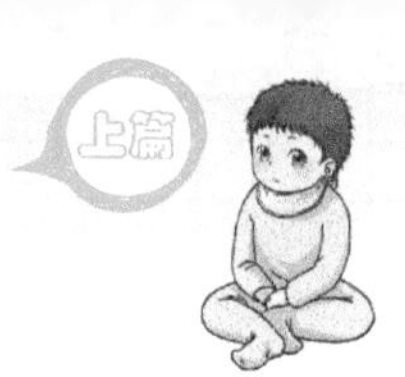

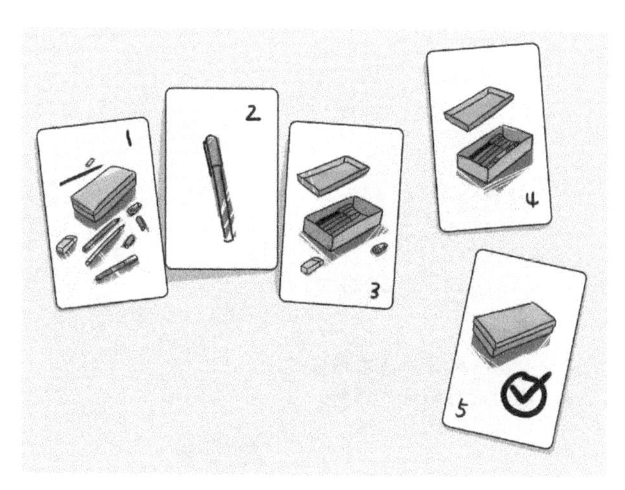

2. 妈妈根据收拾文具盒的步骤画了几幅画。

3. 妈妈把画好的几幅画，
按照一定顺序放在星星面前让他看。

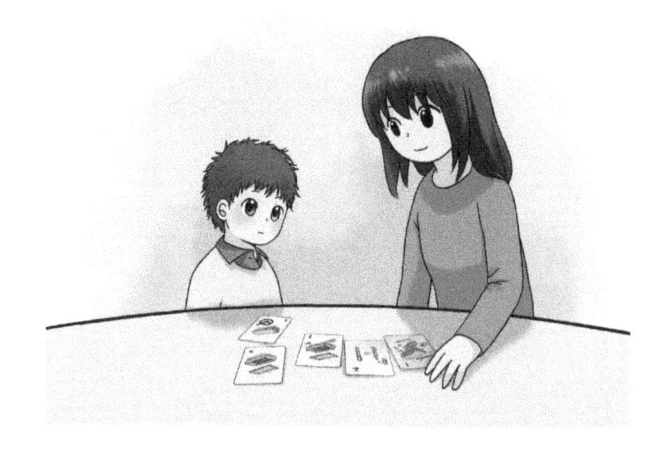

4. 星星收拾文具盒的速度增快，
适当的时候妈妈给予辅助，
以便较快完成任务。

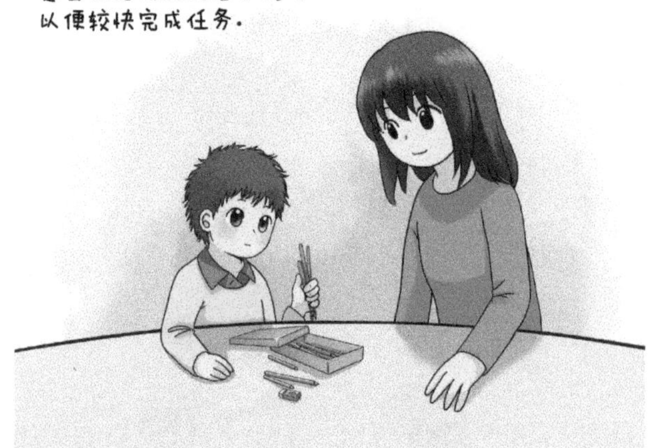

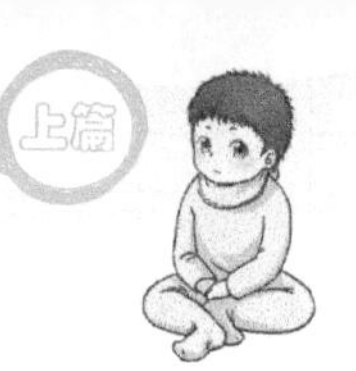

孩子不知道谦让其他儿童怎么办

康复要点图示

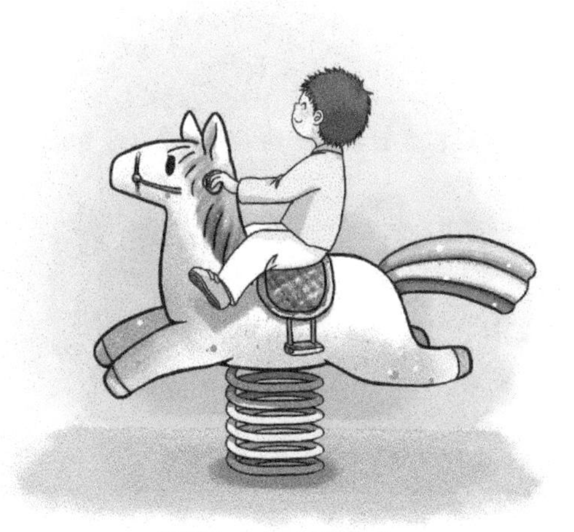

1. 星星在游乐场骑木马。

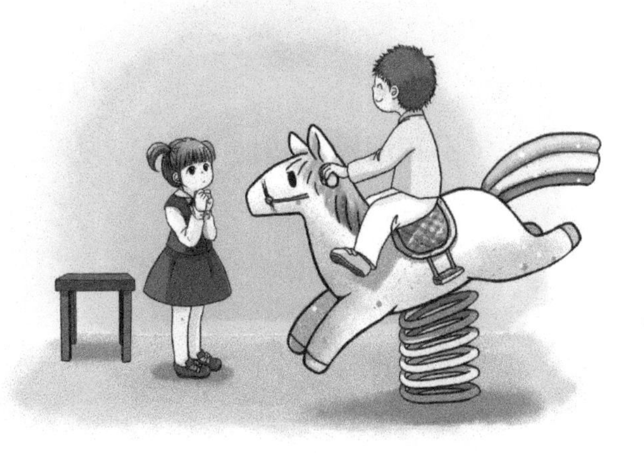

2. 一个小妹妹走过来也想骑木马，星星没有理会。

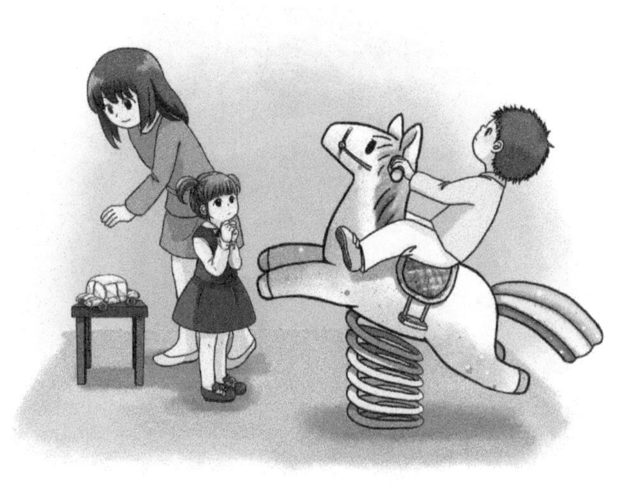

3. 妈妈过来把星星喜欢的小汽车放在妹妹旁边的凳子上。

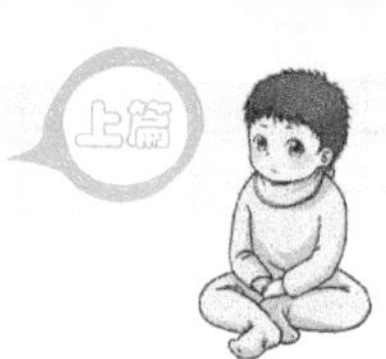

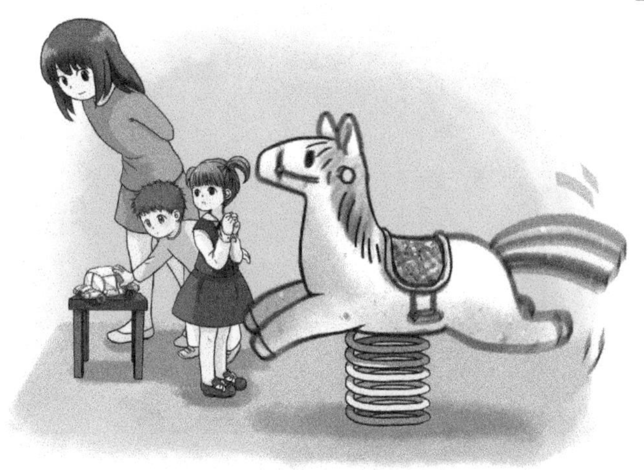

4. 星星下了木马去玩小汽车。

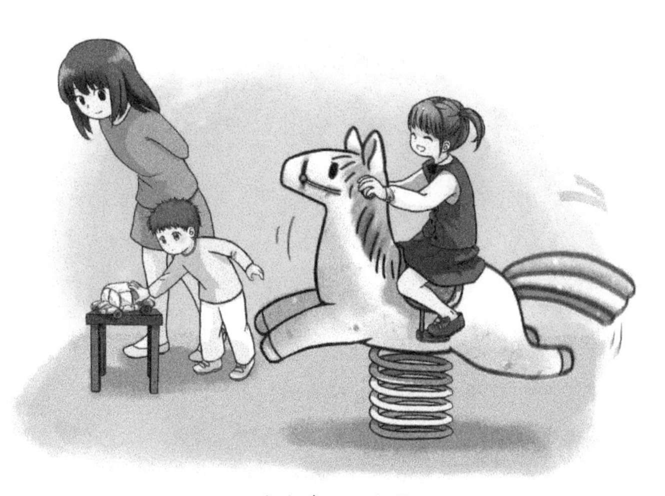

5. 小妹妹骑上了木马。

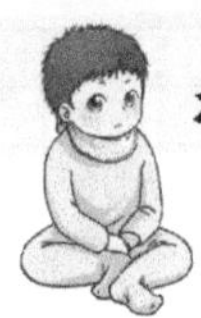

注意!

- 礼让与一项孩子喜欢的游戏交换。

如何让孩子玩耍后把玩具放好

康复要点图示

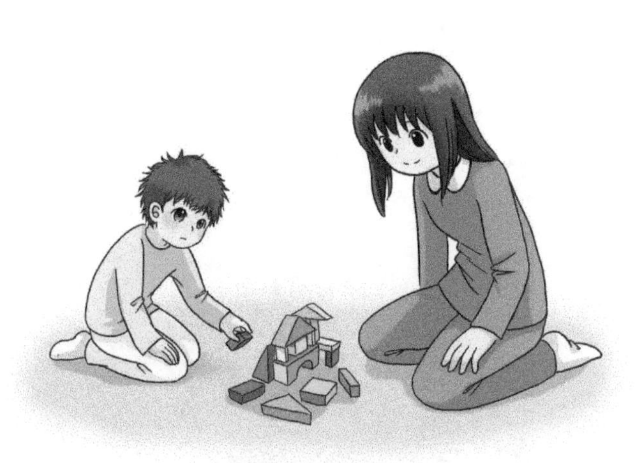

1. 星星和妈妈在玩搭积木的游戏。

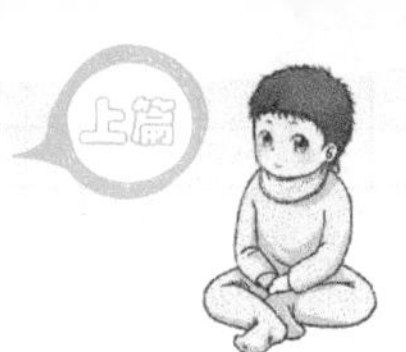

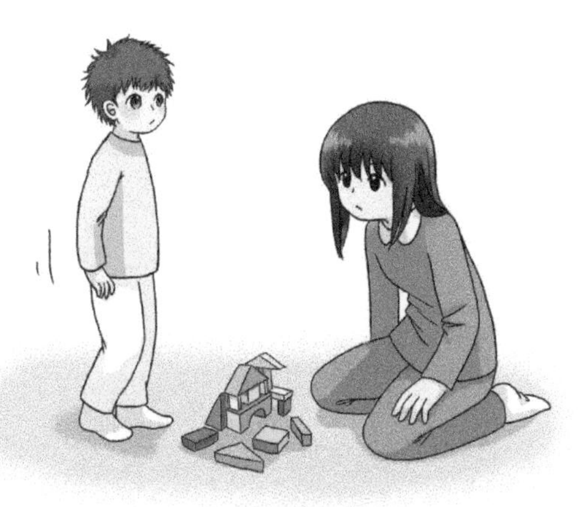

2. 游戏结束后星星站起来要走。

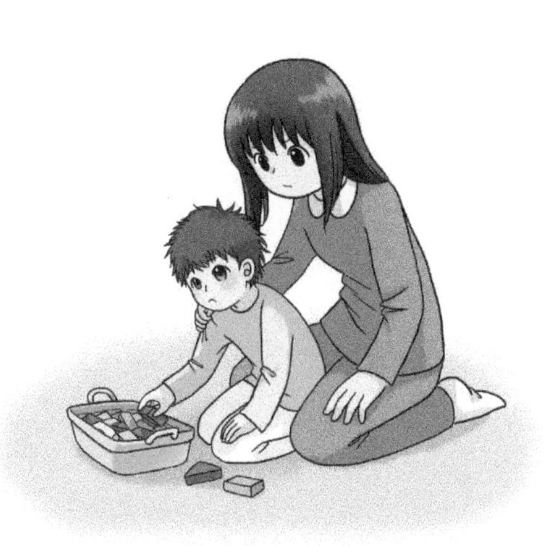

3. 妈妈拉住星星辅助引导他把玩具放好。

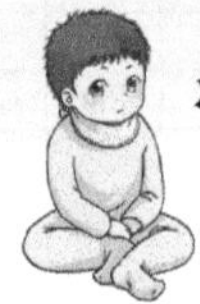

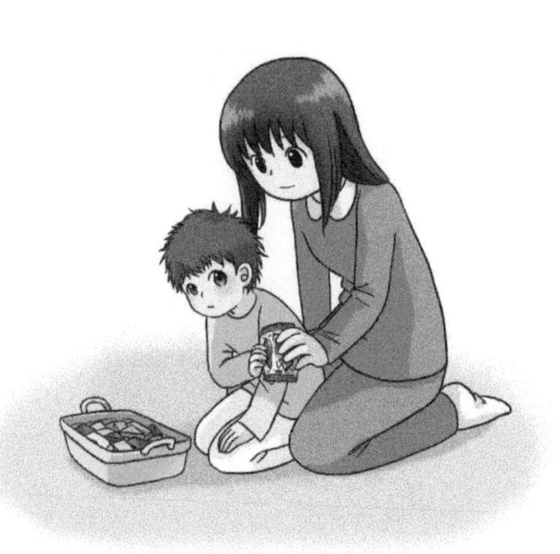

4. 完成一次妈妈就给星星一个薯片吃，
从刚开始会玩玩具便开始如此重复。

注意！

- 根据孩子的能力对孩子放玩具的行为给予辅导，必要时家长把整理过程画成图片给孩子以视觉辅助。

上篇

如何让孩子分清“男”“女”角色

康复要点图示

1. 爸爸平日着装要男性化，妈妈平日着装要女性化。

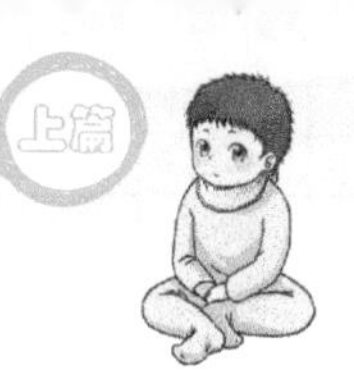

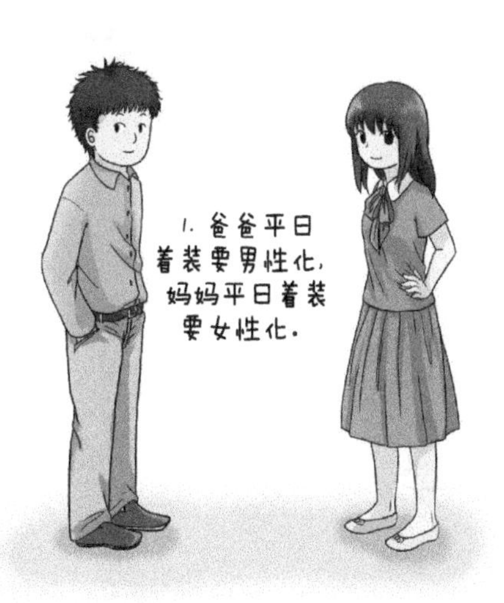

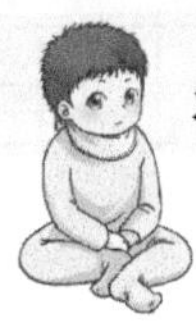

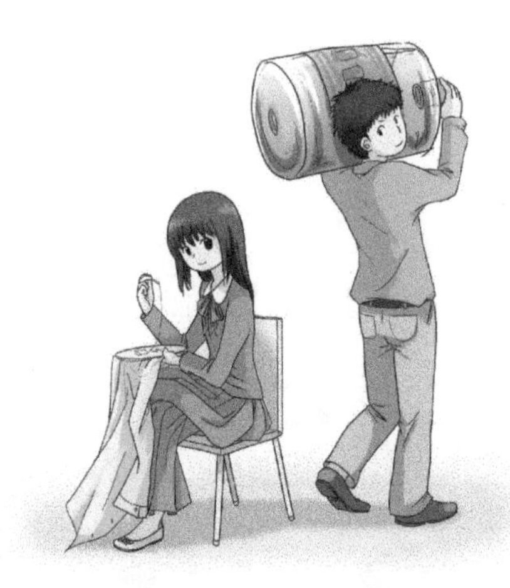

2. 家里重的体力活动（如搬重物）由爸爸承担，妈妈承担家中的轻体力活（如缝衣服）。

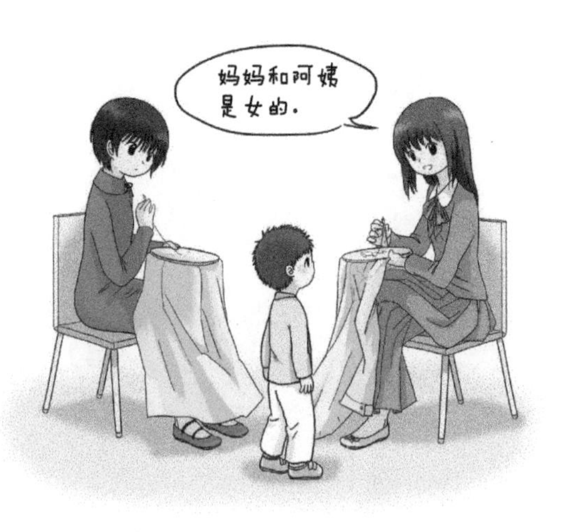

3. 设计妈妈和阿姨站在一起缝衣服的场景，告诉星星“妈妈和阿姨是女的”。

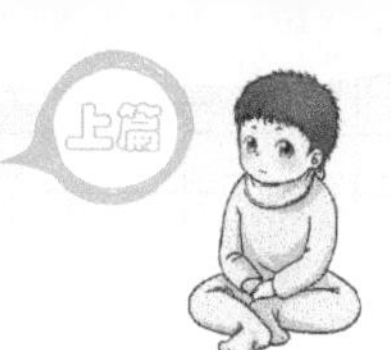

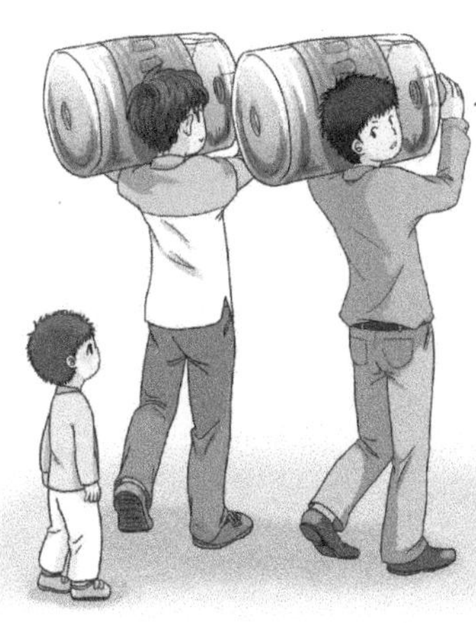

4. 设计爸爸叔叔在一起搬重物的场景，告诉星星“爸爸和叔叔是男的”。

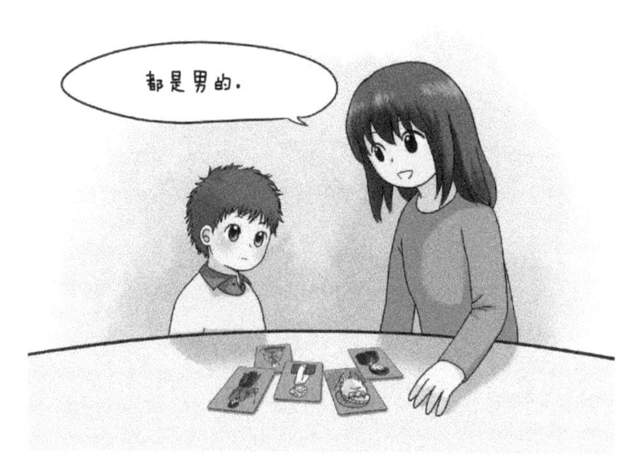

5. 把2个或更多样外形男士照片放在一起，告诉星星“都是男的”。

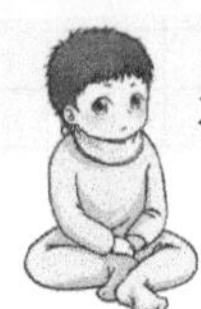

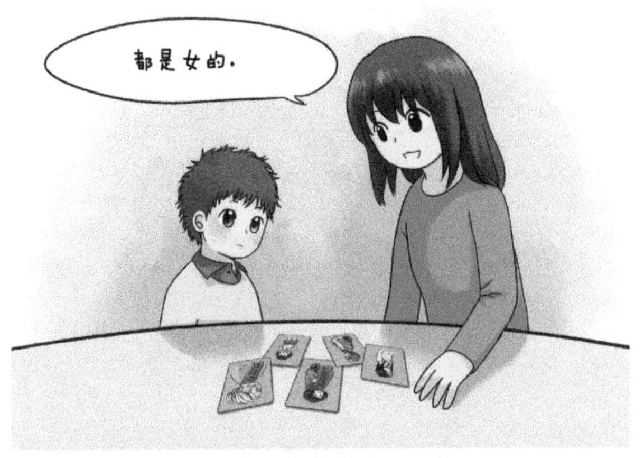

6. 把2个或更多样外形的女士照片放在一起，告诉星星“都是女的”。

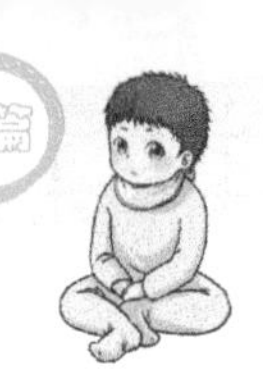

如何让孩子学会与别人分享

康复要点图示

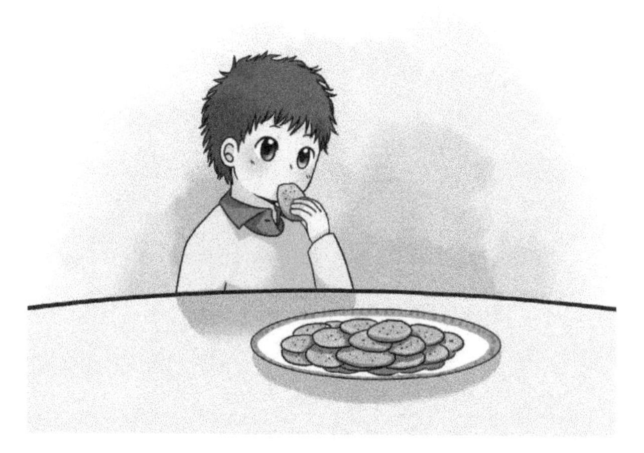

1. 星星独自在吃他喜欢的饼干。

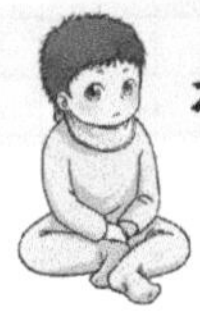

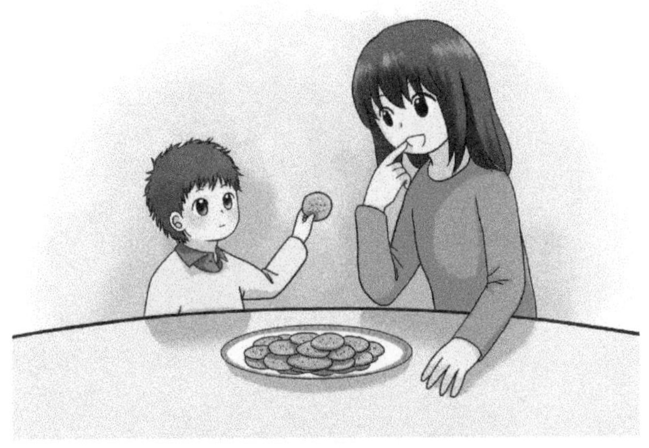

2. 妈妈张嘴诱导星星把饼干给妈妈吃。
（或辅助星星放到妈妈嘴里）

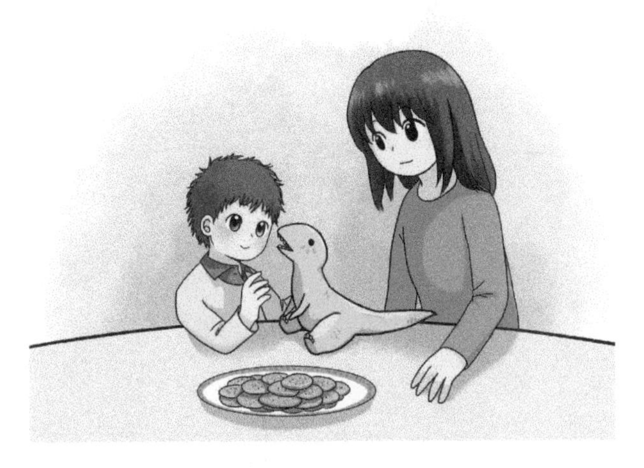

3. 成功吃到饼干后，妈妈尽快把已经准备好的、星星喜欢的小恐龙玩具给他玩。

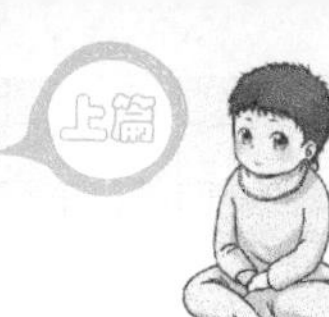

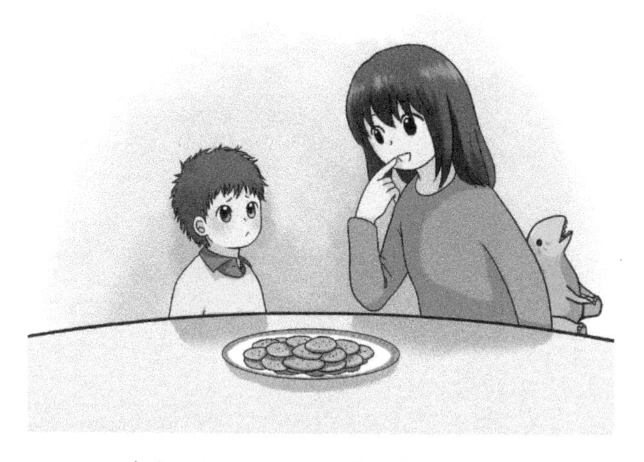

4. 1分钟后，妈妈把小恐龙玩具从星星手中拿下藏在身后，再次重复图2和图3行为。

注意！

- 分享与某种愉快体会交换。

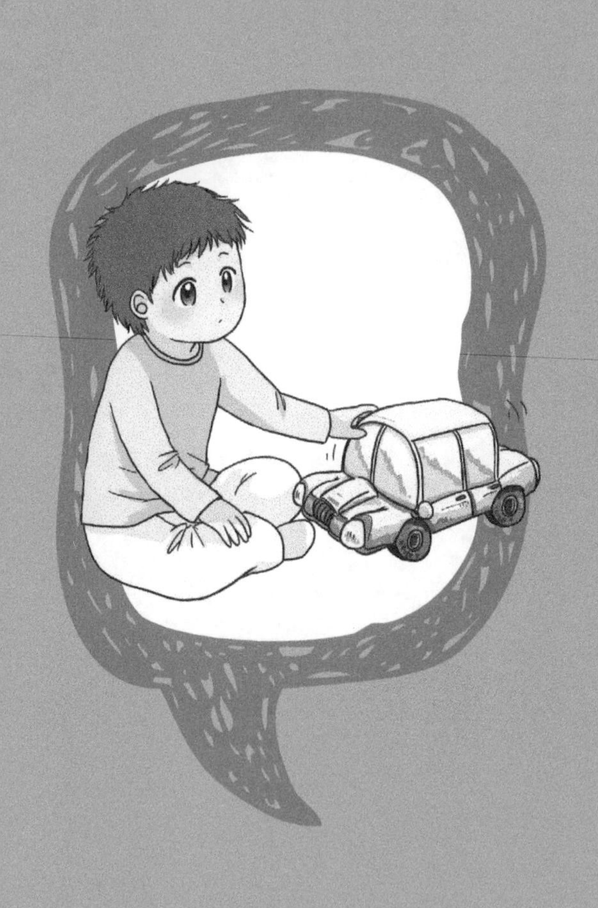

下篇

了解孤独症儿童的相关问题

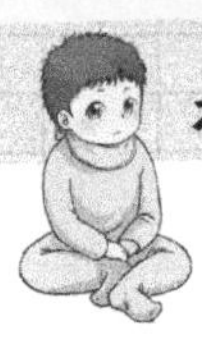

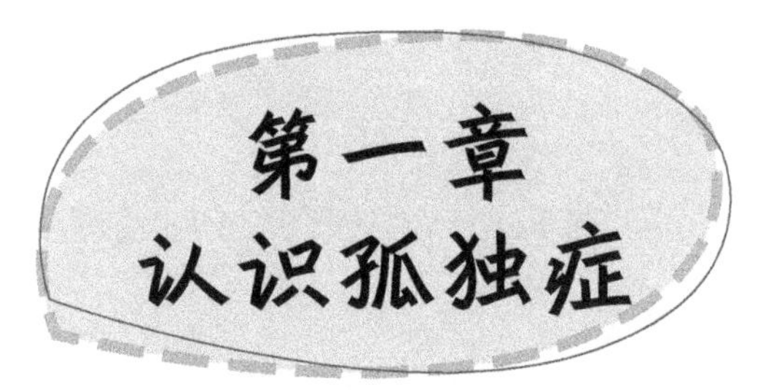

第一章 认识孤独症

孤独症的发现及流行状况

1943 年，美国儿童精神医学之父、约翰霍普金斯医院的里奥 · 凯纳（Leo · Kanner）首次报道了 11 名行为异常儿童，这些儿童被诊断为儿童精神病，从婴儿时期开始表现为“不与周围的人建立正常的情感关系”，似乎与环境是隔离的，比如语言异常或根本没有语言、不寻求拥抱、待人如同待物、很少有目光接触、行为刻板等。他将这种疾病称为“孤独性情感交往紊乱”，即现在的“孤独症”。“孤独症”和“自闭症”同为英文单词“autism”的译文。“孤独症”主要在中国大陆地区使用；“自闭症”易出现在中国台湾、中国香

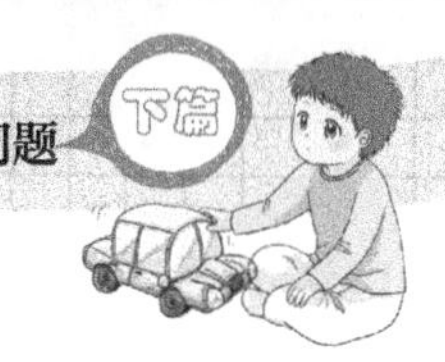

港地区。在孤独症被命名后的几十年中，其患病率有增加的趋势。

孤独症的病因

二十世纪七十年代以前，孤独症被认为是心理疾病，人们认为孤独症是家长在情感方面的冷淡和教养过分形式化所造成的，这种误解对家长的伤害很大，加剧了他们的痛苦，也打击了他们帮助自己孩子康复的信心。

经过近几十年的广泛研究，文献证实，孤独症的发生与家长教养方式无因果关系。尽管目前孤独症病因仍不完全明了，但还是有很多文献支持以下的病因机制理论。

一、遗传因素

1991 年 Folstein 和 Piven 报道孤独症的单卵双生子共同患病率为 82%，双卵双生子共同患病率为 10%。流行病学调查也确认孤独症同胞患病率为 3% ~ 5%，远高于一般群体，存在家族聚集现象。

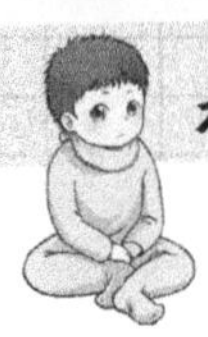

家族中即使没有同样的儿童，也可能发现存在类似的认知功能缺陷，例如语言发育迟滞、精神发育迟滞、学习障碍、精神障碍、显著内向等。近年来大量的研究集中于查找与孤独症相关的候选基因并有一些发现，其中染色体拷贝数量变异及某些基因突变可以解释大约15%有孤独症表现人群的病因。

然而，依然有85%的病例未找到基因异常。因此环境异常在孤独症发病中的作用近年来也受到重视，即可能并没有基因改变，但是由于环境因素所致的基因表达调控（主要是甲基化或组蛋白作用）出现了异常，从而产生孤独症表现。

二、神经系统异常

通过神经解剖和神经影像学研究，发现部分孤独症儿童存在小脑异常，如小脑体积减小、浦肯耶细胞数量减少；还有儿童被发现海马回、基底节、颞叶、大脑皮层以及相关皮层的异常。神经生化方面的研究发现，一些孤独症儿童全血中5-羟色胺水平增高。近年来较多研究采用功能磁共振技术探

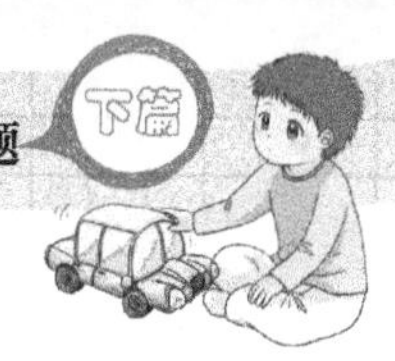

查孤独症儿童脑功能，发现孤独症儿童脑功能有异于正常儿童。然而目前在神经生物学方面的发现和研究，仍不足以提出系统的病因理论。

三、神经心理学异常

联合注意缺陷目前被认为是孤独症的早期重要异常心理特征。即从婴儿期开始，儿童不能与抚养者形成共同注意，而这一能力在正常儿童发育过程中会自然出现。与之密切相关的是“心智理论”缺陷，是指孤独症儿童缺乏对他人心理状态的解读能力，该理论较好地解释了孤独症儿童的互动交流障碍。此外还有执行功能障碍、中枢整合功能缺陷等理论，但这些理论还不能完全解释孤独症儿童的全部异常行为。

对于孤独症的病因，目前学者趋向于认为：存在孤独症遗传易感性的儿童在诸如感染、宫内或围生期损伤等因素影响下（第二次打击），其神经系统发育出现异常，导致认知、感知觉等发育异常，从而出现孤独症样的表现。

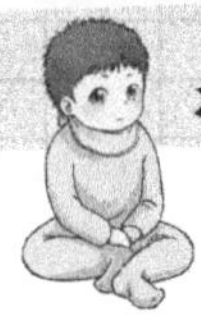

孤独症儿童社会交流障碍的表现

社会交流障碍是孤独症儿童的核心表现，大部分家长会在儿童一岁前后发现这些儿童与同龄正常儿童在这方面存在不同。

孤独症儿童喜欢独自玩耍，对家长的多数指令常常充耳不闻。但是家长通常从日常表现可以判断出儿童的听力是正常的，因为他们会执行其所感兴趣的指令，如上街、丢垃圾、吃饼干等，并且很多儿童对音乐很感兴趣。他们缺乏与他人的交流愿望或技巧，不能参加合作性的游戏，缺乏与人交流或交流的技巧，不懂得如何与小朋友一起玩，不能进行多回合的来回对话。在躯体语言运用方面也同样落后，缺乏与人的目光对视，面部表情单调，较少运用点头或摇头表示同意或拒绝，有需要时通常会拉着家长的手到某一地方，但是不能用自己手指指需要的东西。不会向家长显示或炫耀自己，不能与家长共同注意周围发生的事情，对亲人的离去和归来缺乏应有的悲伤和喜悦。

语言是社会交流的手段，孤独症儿童在语言交

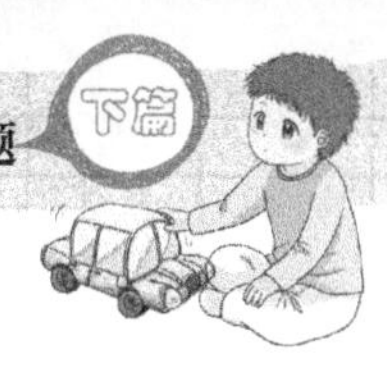

流功能方面存在障碍，这也是多数孤独症儿童就诊的主要原因之一。多数儿童语言发育落后，通常在二岁或三岁时仍不会说话或仅会说简单的词与句子。部分儿童在正常语言发育后又出现语言能力的倒退或停滞。部分程度较轻的儿童具备一定的语言能力，但是语言缺乏交流功能，语言内容奇怪、难以理解，重复刻板反复说同样的词或句子，以及顽固地模仿其他人的话。有一定语言能力的孤独症儿童，有的在理解“你、我、他”等人称代词时也非常困难。

需要指出，孤独症儿童的社会交流障碍也存在程度差异，有的是严重的无交流状态，有的有交流意识但缺乏交流技巧。

正常儿童社会交流能力发展的特点

美国临床心理学博士、人际关系发展专家史提芬·葛斯汀（DR Steven Cutstein）将正常儿童人际交往技能的发展分为六个阶段。这样的分期模式提供了一个便于大家理解的架构。下面，介绍一下这

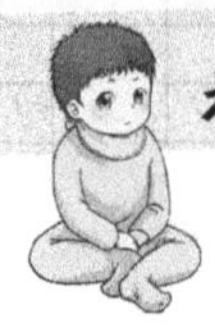

六个阶段。

一、调适阶段（从出生～6个月）

婴儿在互动过程中，渐渐开始充当主动的参与者。此阶段婴儿与成人面对面时，通过观察成人的脸部表情来取得认同与安全感，可以从成人的新奇表情刺激中获得兴奋。

二、互动学习阶段（6个月～1岁）

婴儿渐渐开始形成担任互动伙伴的能力。他们喜欢社会交往活动中有趣的角色变化，与成人同步的活动中，扮演搭档的角色，配合成人的表现。

三、即兴变化与共同创造阶段（1岁～1岁半）

儿童开始调整自己、避免互动中与搭档的不协调，在调整中开始不断地与搭档共同加入角色变化，使得互动流畅。

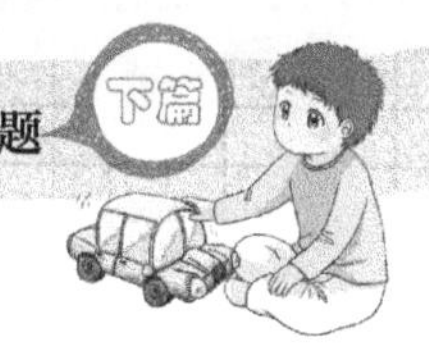

四、分享外部世界阶段（1 岁半～ 2 岁半）

他们开始分享事物外在表现，多以视觉和语言的形式，与搭档分享感知到的事物外在信息。

五、分享内心世界阶段（2 岁半～ 4 岁）

儿童能分辨出人们的外部表现可能和内在的真实感受不同；在与同伴的互动中能够分享想法；能够允许同伴有不同的想法；能够分辨内在想法与外在感受的不同，而且了解内在的反应比外在的更加重要，这些能力是社会交流能力中非常重要的元素。

六、连接自己与他人阶段（4 岁以后）

儿童习得了与他人互动的基本技能，开始构建独特的自我概念，对同伴情谊和所属团体产生极大的兴趣。为了更清楚地定义出自我的轮廓，他们将自己与他人做联系和比较。

相对于正常儿童来说，孤独症儿童很难发展出较好的即兴变化和共同创造能力，这种能力的障碍使得儿童较难在互动中流畅地调整自己。孤独症儿童也较难具有分享内心世界和连接自己与他人的能力，所以他们很难达到根据互动对象的变化，选择能够保持融洽持久的社会关系交流技巧的能力。

社会交流有两个主要分类，即工具性交流和经验性交流。工具性交流主要是想得到某样东西或获得某种刺激，其方式不会因为交流的对象、过程及时间地点而变化，交流只是为了获得东西。经验性交流则不同，其对不同的互动对象，能产生不同的互动乐趣，交流过程可以变化，交流过程中分享、包容、合作等是非常重要的内容，而不仅仅是为了获得某种具体的东西。孤独症儿童的社会交流一般仅限于工具性交流。

葛斯汀博士基于以上研究理论，提出了治疗孤独症儿童的“人际关系发展干预”（RDI）理论。

怎样早期发现和诊断孤独症

所谓早期诊断孤独症儿童没有一个绝对的年龄界限，6 月龄前的婴儿如果社会交流发育有障碍就

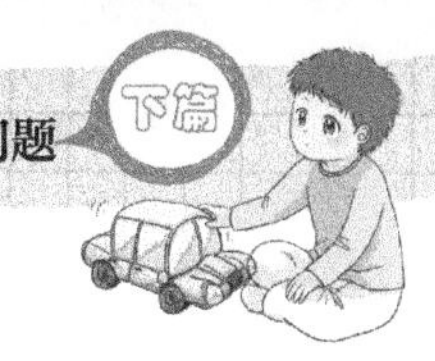

可以有临床表现，关键是能否被早期发现。孤独症的诊断有一定的标准，且标准中很多同社会互动交流障碍相关的内容在小年龄段不一定表现充分。大量的文献证实3岁龄诊断的稳定性比较高，所以3岁作为疾病的诊断年龄是被大家认可的。但是应该提倡在更小年龄阶段积极地发现一些危险征象，也只有这样才能做到早期干预。以下六个警示表现可以用来早期识别孤独症。

1. 6月龄可追视红球或黑白卡等，但对周围人不关注。

2. 1岁龄追听音乐，但对自己名字没反应。

3. 1岁龄喜欢看动画、听音乐，但不模仿大人的动作。

4. 1岁半龄要东西不用手指，而是拉着大人的手放在东西上。

5. 1岁半龄不能追随他人手指方向。

6. 1岁半龄不能拿东西给大人展示。

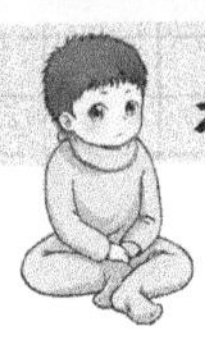

一些孤独症儿童的家长曾担心孩子可能有听力障碍，但很快又发现，孩子能听见很小的电视广告声音，只是对周围人不关注，对周围人的说话不注意。

影响早期发现高危征象的原因有：①家长存在着“贵人语迟”“儿童大点就会好”的观点；②孤独症的不良预后让家长心存恐惧，往往会拖延、逃避；③专业人员能力有限，在儿童年龄小、症状尚不典型时不能够发现高危征象。为了避免延迟发现高危征象，除了加强全社会对孤独症的认识外，也需要家长细心观察自己孩子。专业人员在详细询问病史、体格检查和认真细致的行为观察外，也可以借助常用筛查工具提高高危征象孩子的检出率。目前国内常用改良婴幼儿孤独症量表（M-CHAT）筛查 1.5 ~2 岁的幼儿。明确诊断孤独症需要专科医生通过详细流程判断后做出结论。

怎样避免孤独症的发生

孤独症已成为儿童精神致残的主要原因之一。

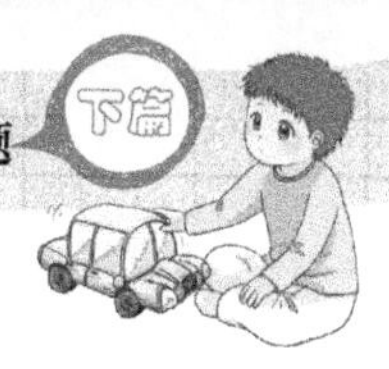

据报道，75%的孤独症儿童伴有智力低下。目前还没有针对孤独症核心症状的有效药物，主要的治疗措施是行为矫正和教育引导，治疗时间长，能力提高的速度缓慢。孤独症的具体病因及发病机制尚不清楚，相关的研究内容和体系较多，下面这些危险因素被很多文献报道支持，所以避免暴露于这些危险因素，可能有助于减少孤独症的发生。

一、孕前因素

有研究显示，随着父母生育年龄的增加，儿童患孤独症的概率随之增高。母亲生育年龄每增加10岁，第一胎患孤独症的风险就增加38%，父亲生育年龄每增加10岁，儿童患孤独症的风险增加22%。这可能与随年龄增加而出现的基因遗传学改变影响了子代神经系统发育有一定的关系。

所以，避免夫妻双方年龄过大生育，可能会减少儿童患孤独症的机会。

二、孕期因素

妊娠期间母亲被动吸烟被认为与儿童发生孤独

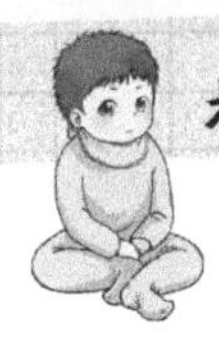

症可能有关。研究显示，孕妇在被动吸烟时，香烟中的有害因素能通过胎盘血液循环，胎儿对这些有害物比成人更敏感，可能影响胎儿大脑的神经递质传导系统发育，引起神经系统发育异常。

近年来较多研究认为，孕期母亲患病毒感染与儿童发生孤独症可能有关。病毒感染引发母体免疫激活可能是孤独症发病的潜在机制。

母亲孕期出现先兆流产也可能是孤独症发生的危险因素。先兆流产可使胎儿血供不足、糖代谢紊乱，从而引起神经系统发育迟缓和损伤。

另有研究表明，孕期母亲暴露于过强社会压力的环境下，可能导致儿童孤独症发病的风险增加。社会压力可能促使机体促肾上腺皮质激素释放增加，导致胎盘血管收缩，影响胎儿的脑血流量。促肾上腺皮质激素释放激素也可以直接干扰血脑屏障，通过免疫细胞激活，使神经毒素进入大脑，产生炎症反应，导致孤独症的发生。

所以，母亲怀孕后加强营养，注意休息，孕期前 3 个月避免各种病毒感染，营造良好的家庭环境，使孕妇保持轻松、愉快的情绪状态，加强孕期

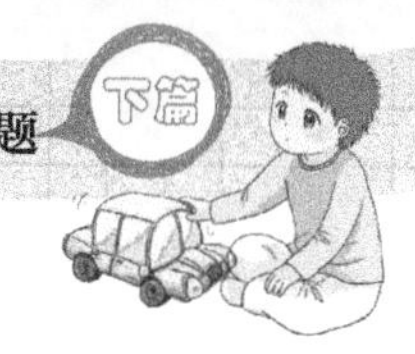

保健，定期进行产前检查，对预防或减少孤独症的发生有一定意义。

三、围产期其他因素

很多研究表明，早产可能是孤独症的危险因素。早产导致胎儿在子宫内发育时间不充分，可能影响神经系统的发育。新生儿窒息也被众多研究显示与孤独症发生有关，可能的机制为缺氧导致脑部神经损伤；同时缺氧会激活体内多巴胺能神经元活性，也是孤独症可能的高危因素。

所以，孕妇应注意休息，及时治疗妊娠期疾病，避免早产，产科应提高监护及处理水平，避免新生儿窒息的发生。

四、家庭因素

一些家系研究、双生子研究和流行病学资料显示遗传因素在孤独症病因中有一定的作用。家长辈、祖家长辈及兄弟姐妹亲属中患有痴呆、智力低下、精神疾病、癫痫、言语障碍、染色体病、遗传代谢病等情况下，会使孤独症发生的可能性升高。

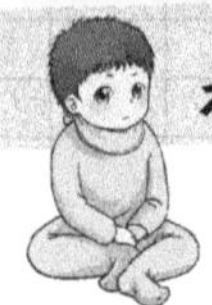

孤独症同胞患病率为3%～5%，比一般人高出25倍左右。同卵双生子共患孤独症的发生率比异卵双生子明显增高。所以有遗传高危因素的家庭，应注意孕前咨询，对预防本病非常有意义。

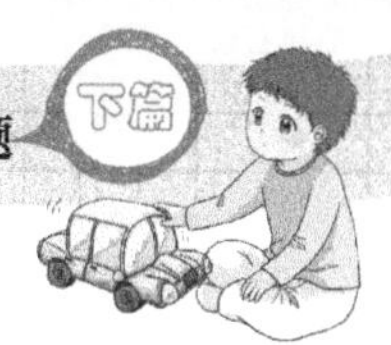

第二章 如何对孤独症儿童进行治疗

孤独症儿童治疗的主要目标是通过提升社会交往能力，减少不良行为，最终提高儿童的社会独立能力和生存质量。干预包括行为治疗和教育引导，这些方法主要致力于改善交流能力、社会交往技能、日常生活技能以及游戏技能等，以提高患儿学业成绩和生活能力。

针对孤独症的康复方法学很多，较多文献支持应用行为分析（ABA）理论，对一些教育方法也证实有效。常见方法包括：①回合训练法（DTT）；②结构化教学法（TEACCH）；③图片交换沟通法（PECS）；④人际关系发展干预（RDI）；⑤融合式教育；⑥蒙台梭利教育；⑦波特奇早期教育方法

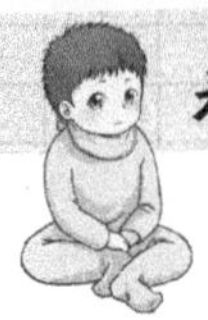

（PGEE）；⑧双溪个别化教育；⑨药物治疗。这些用于孤独症儿童的康复和教育方案多提倡以社区为中心、以个体化为基础来实施。

回合训练法

应用行为分析（ABA）是1987年由Lovaas报道的。他对19例孤独症儿童采用ABA疗法干预2年时间，其中9例疗效明显，这一报道引起轰动。其后，一些研究者重复了该实验，也取得一定的疗效。ABA采用的是塑造原理，以正性强化为主来刺激儿童各项能力的发展，其核心技术是回合训练法（DTT）。典型DTT技术包括：①任务分析与分解；②分解任务强化训练：在一定时间内只进行某分解任务的训练；③奖励（正性强化）任务完成：每完成一个任务都要给强化；④辅助：根据儿童情况给予一定的提示和帮助；⑤停顿：在2个分解任务训练之间要有短暂的休息。该方法要求个体化、系统化、严格性、一致性、科学性。治疗时间每周40小时。DDT方法具有结构化、教学系统化、操

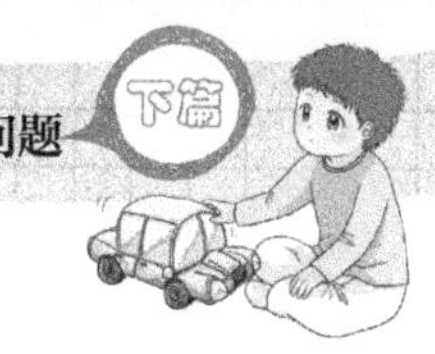

作目标化的特点，非专业人员也可以操作，便于推广，因此有一定的实践性。

DTT 是 ABA 理论下的一种技巧，是一种积极的教学方法。DTT 每下一次“指令”就要求“反应”一次。在 DTT 使用过程中，要把培养的行为分解成若干个子行为，也就是分解为一连串的小步骤动作行为，让儿童循顺序逐个学习每个小动作，最后完成目标动作的学习（即希望出现的行为）。

一、DTT 的要素

在操作时要利用 5 个要素：指令、辅助、反应、强化、停顿。

二、DTT 的特点

1. 每项目标分解成小步骤，然后一步步学习。
2. 强化性教学，反复训练每个步骤。
3. 使用辅助帮助儿童做出正确反应。
4. 使用强化手段。

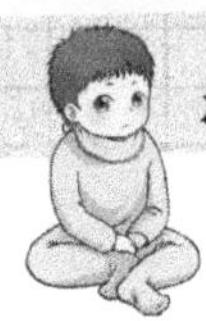

三、指令

指令是让儿童做出反应的刺激，即为实现目标行为而提出要求。可分为语言指令（让儿童做什么时所说的话）和非语言指令（手势、物品、动作、卡片、视觉）。发出语言指令时常伴随非语言指令，所以对于儿童对指令的应答，应注意区分是出于对言语的理解，还是对动作的条件反射。指令在一定时间里相对统一，掌握后再适度变化。如果指令发出后儿童没有应答，则应辅助其完成后再发出指令。指令要及时和简明，这样才有可实现性。

四、反应

儿童对指令反应的标准要一致化，要注意反应中是否有不良行为。一般的反应有 4 种形式，即正确反应、有辅助的正确反应、错误反应和无反应。无反应的时间一般定为 5 秒钟。

五、辅助

又称“提示”，一种附加的刺激，是在儿童不能完成任务时给予的帮助。

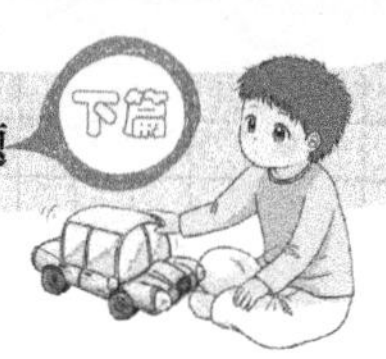

（一）辅助的形式

1. **身体辅助** 通过身体接触的方式帮助儿童完成正确反应，包括完全身体辅助和部分身体辅助。

2. **示范** 通过演示动作操作过程，帮助儿童完成正确反应。

3. **位置辅助** 把刺激物放在儿童容易给出正确反应的位置。

4. **视觉辅助** 利用某些媒介引导儿童用眼去看学习目标。视觉辅助包括手势、符号、实物、图片文字等辅助。

5. **语言辅助** 用语言补充指令，示意出儿童应该有的正确反应。

（二）辅助注意事项

1. 辅助要及时，要与强化结合，要尽早撤掉辅助。

2. 撤掉辅助要以保证正确反应为前提，辅助强度要逐渐减弱，直到撤去。

3. 遵循5秒钟原则实时等待，在儿童独立完成一两次任务后，适当延长等候时间。

4. 在每一级辅助减少或撤出前，儿童能够在此级辅助条件下成功完成几个连续回合。

5. 如果确定在减弱后的辅助水平下儿童做不出正确反应，应提高或返回原辅助。

六、强化

儿童在某一情境下出现某个反应时获得满意的回馈，下次遇到同样情况时，再做这件事的几率会增高，这种令人满意的回馈便是正强化；个体在某一情境下出现某个反应时获得不满意的回馈，下次遇到同样情况时，再做这件事的几率会减低，这种令人不满意的回馈便是负强化。

强化可以是物质的，也可以是精神的。

（一）强化的分类

1. 饼干、糖果、饮料、水果等与生理需求有关的强化物为初级强化物。

2. 口头赞美、拥抱、微笑等精神强化物属于次级强化物。

（二）强化物使用注意事项

1. 要因人而异，避免过度强化。

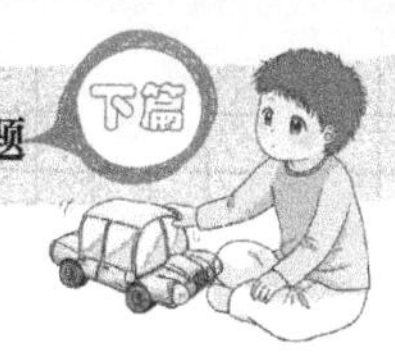

2. 初级强化物和次级强化物的配合使用，次级强化物逐步替代初级强化物。

（三）强化物的作用方式

1. **连续性强化**　即每出现 1 次正确反应就给予强化，多在建立新行为时出现。

2. **间歇性强化**　对出现的反应给予固定（如必须举手发言 2 次才给 1 个五角星）或随机（什么时候手边有五角星，什么时候奖励举手发言的人）的强化。间歇性强化多在维持新行为时出现。强化一般从连续性向间歇性转换，当形成的行为有减弱时，可增加强化频率。

（四）辅助和强化关系

1. **相辅相成关系**　辅助能让儿童明白让他们做什么，强化鼓励他们继续这样做。

2. **辅助程度不同、强化程度也不同**　对于独立完成的行为，强化程度要强，对于辅助下完成的行为强化程度要弱。

3. **辅助退缩、强化可能不减弱**　辅助退缩 / 消失与强化的降低不一定同步，要视培训目标而定。

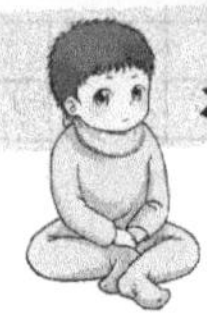

七、停顿

（一）停顿的作用

1. 能使儿童对发生的“反应”和“结果”的关系有一个记忆。

2. 给老师、家长一个时间思考刚才的回合，并且有时间记录儿童的反应，也可训练儿童的等待能力。

（二）停顿的目的

可区别两个回合，使得下一个指令的开始变得非常清楚。

结构化教育

1972 年，美国北卡罗莱那州会议通过立法建立了孤独症和社会交往障碍儿童治疗教育部门，该部门设在北卡罗莱那大学医学院精神科，该教育方法称为结构化教育（TEACCH）。TEACCH 也是美国北卡罗莱大学的一个公共卫生项目，ABA 是该方法的重要理论基础。该方法以社区为基础，旨在增进孤独症和社会交往障碍儿童与家庭、亲人、社

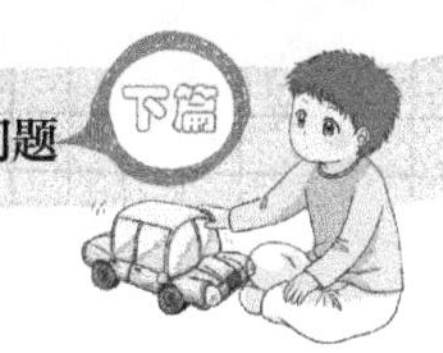

会相互理解、交流、沟通的项目。经过30年的研究，TEACCH已成为对孤独症儿童非常有效的综合措施。该方法的目的是发挥儿童强项，而弥补和避开其弱处，它包括了诊断、评估、结构化教育、个体发育计划、社会技巧训练、职业训练、家庭和社区计划以及家长训练和咨询。评估采用心理教育评定量表（PEP），以便发现儿童的哪些技能还未达到同龄正常儿童的水准，哪个技能已达到了，并将这些评估结果融入个体发育计划中（IEP）。

一、TEACCH的特点

（一）个性化

每个儿童的评估结果是特异的，以此为标准的IEP是因人而异的。

（二）家长参与

家长作为合作者，参考他们对自己儿童的理解、看法来进行咨询、培训，让家长也变为训练者。

（三）以“结构化”作为教学的设计

“结构化”是指教学过程中的视觉提示、环境安排、常规内容、时间顺序及工作系统的结构化，这几部分相互配合、有机形成一体，提高孤独症儿童的学习能力。

在教学方法上，充分利用语言、身体姿势、提示、标签、图标、文字等各种办法实现结构化，增进儿童对训练内容的理解和掌握。

（四）视觉优势

利用孤独症儿童在视觉处理上的优势，以颜色、线条、图片以及文字等视觉提示将物理空间、时间安排、操作系统以及作业程序予以结构化安排，协助儿童了解空间、时间与活动的结构。

二、TEACCH 训练计划

包括儿童模仿、粗细动作、知觉能力、认知、手眼协调、语言理解和表达、生活自理、社会交往及情绪等多方面内容。需要使用专门的场地，儿童家庭要有特别的布置，注重训练程序的安排和视觉提示。教学方法上充分运用标签、图标、文字、姿势及语言提示，来增加儿童对训练内容的理解。同时运用行为强化原理和其他行为矫正技术，帮助儿

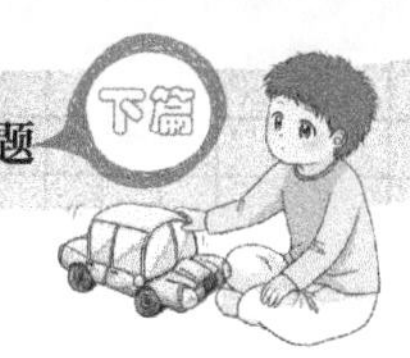

童克服异常行为，增加良好行为。

（一）视觉提示结构化

视觉结构化就是对学习环境、学习材料、操作程序做适当的安排，使儿童主要通过视觉的辨别来理解学习的要求。视觉结构要体现出视觉清晰显示、视觉组织和视觉指示。

视觉清晰显示就是把学习中重要资料或物件清晰显示出来，以便于儿童辨认。视觉组织是对物件和空间进行有序的组织安排，使儿童了解自己的操作范围和涉及的地点、材料、步骤等。视觉指示是利用文字、图片显示要完成的操作安排，说明操作的内容及步骤，以便儿童按照指示去完成操作。

（二）环境安排结构化

环境结构化就是用清晰的界限，为儿童划定不同的活动和学习空间，以便儿童了解活动、学习与环境的关系，掌握环境对他们的要求。在家庭生活中，为了培养孤独症儿童良好的生活习惯，家长也需要用文字或图画等标出儿童的活动范围及放置个人用品的地方，并引导儿童按要求做。这样，儿童会慢慢了解家中哪些地方可以去，哪些地方不可以去；他的学习用品、玩具、衣服应从什么地方去取，用完后再放到哪里。这样，家庭生活也会平和有序，家长也不必为这方面的管理多费精力。

（三）常规内容结构化

常规就是日常生活和学习的习惯及规律。帮助孤独症儿童建立有次序的生活行为习惯，让他们能在一个有秩序及安排得当的学习环境中，他们就会按老师的要求做事。

常规建立的主要内容：

1. **建立做事先后顺序常规。**

2. **建立完成操作的常规** 建立完成工作的常规就是通过训练让儿童建立起操作是会完成的，完成操作后就会有奖励或报酬的概念，以此来促使儿童努力完成任务。包括以下几方面：

（1）给出确定的任务，如要求儿童把给的材料全部用完或全部从操作筐中取出，即表示操作完成；或者划定一个操作的范围，如写字，写完了规定的半篇或一篇字，就表示操作完成。

（2）当某项操作的工序全部完成之后，把物件放到特定的地方，如盒子里（完成盒）即表示操作

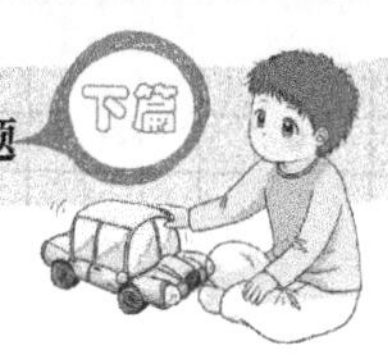

完成。如要儿童折飞机，儿童把老师给的 20 张纸按要求折好，并放入完成盒，就表示操作完成。

（3）用形象化的信号作提示。有的操作或活动无法以量化的形式来表示结束，便可以用一种信号（视觉或听觉）来表示。

3. 建立由左到右、从上到下的操作步骤常规

孤独症儿童往往不知道一件操作从什么地方开始，到什么地方结束。用视觉提示做出指示，便于指导他们较好地完成任务。

4. 学会看个人时间表 通过训练，培养孤独症儿童在每天活动开始之前看个人时间表的习惯，以便能了解个人活动的内容、时间及先后顺序，把精力放在要做的事情上。

5. 根据个人操作系统中的安排去操作。

（四）程序时间结构化

程序时间就是对儿童的每日或某段时间中所进行的活动，以及这些活动的先后顺序进行安排，也可以说成程序时间表、课表或活动表。

程序时间表不仅在学校可以使用，在家庭中也照样适用。家长对儿童的课余时间及周日、假日活

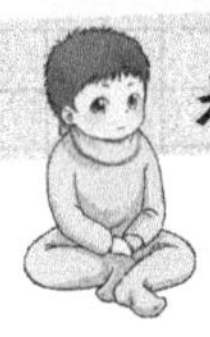

动都可以做一个安排，并制成程序表，贴在儿童看得到的地方，使儿童养成做事先看表、再行动的习惯，这样容易管理。

（五）操作系统结构化

操作系统是指根据儿童的需要而建立的一个独立的操作系统，即个人操作系统。个人操作系统包括了视觉结构、环境结构、常规结构及程序时间表等结构化教学法的各要素，再加上特定的教学材料安排，这个系统便建立起来了。孤独症儿童的教育具有独特性，在集体环境中的教育训练必不可少，个体化的教育训练更需要。因此，无论是学校、训练机构还是家庭的教育训练，都可以充分考虑儿童的特殊需要，为其制定安排有针对性的个人操作系统，来帮助他们学习新的知识和技能。

制定个人操作系统的原则：①明确提示项目，以视觉卡片告诉儿童要完成的工作量；②明确提示要做何种项目，以视觉形式告诉儿童要完成的操作项目具体内容；③必须有操作完成的概念；以完成栏与操作栏的视觉对比形式，告诉儿童完成与未完成的区别；④按从左到右、从上到下、从里到外的

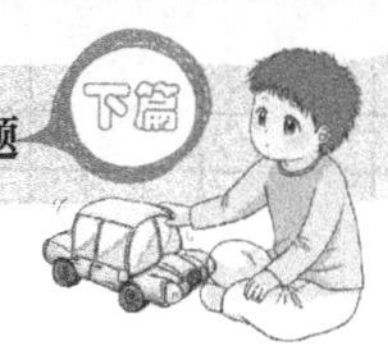

顺序完成项目。

三、TEACCH 的优点

1. **增加对环境的理解** 孤独症儿童往往缺乏理解学习环境的能力，他们不知道、不理解别人对他的期望和要求，不知道事情如何去做，不知道何时开始、何时结束，也不知道自己的表现与奖励之间的关系。而结构化教学法通过有组织、有系统地设计教学环境，能帮助儿童理解环境、适应环境的要求，掌握其中的意义及教导者的要求，从而避免了很多行为问题的产生，最终使儿童能较容易地独立跟上环境的要求。

2. **增加情绪的稳定性，减少焦虑** 结构化教学法把与学习有关的资料、物品及操作步骤做了系统的安排，并且有醒目的视觉提示，在教导者的帮助下，儿童能较快地进入训练状态，完成训练目标，情绪也不容易出现大的起伏。

3. **增加主动性与独立性** 孤独症儿童不会计划，先干什么、后干什么、如何干，他都不会考虑。这时候借助设计的程序，儿童在家长的指导下，便可以按工作程序自行跟上每一步，不需要家长更多的语言提示或其他辅助，从而能慢慢地培养和提高他们独立完成任务的能力。

4. **增加效率**　注意力不集中、易分心是孤独症儿童学习上的一大难题。结构化教学法由于对任务内容及步骤有醒目视觉提示和有序的安排，能帮助儿童把注意力集中在要做的事情上，从而减弱了某些与学习无关因素对他们的影响。

图片交换沟通法

正常人65%的信息是通过非语言方式完成的，图片交换沟通法（PECS）是以实用为目的，运用图片对语言差或没有语言的儿童进行训练，不仅教会他们发音说话，更教给她们表达意愿或理解他人的能力。PECS 的几个阶段如下：

一、准备阶段

1. 儿童应具有卡片或实物配对的能力和一定辨别图卡的能力。

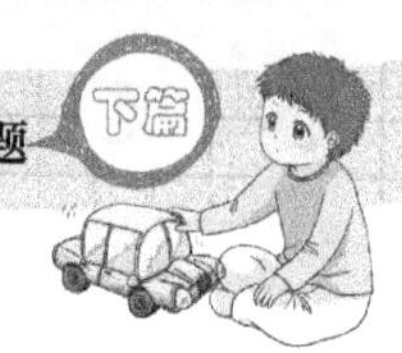

2. 儿童具有基本学习技能，包括能注意说话人、能安静地坐一段时间、能模仿别人。如果这些基本技能不具备，那么在运用 PECS 训练之前，应先训练这些能力。

3. 选择合适的交易物品，通过对儿童的观察和了解，选择儿童喜欢的食品、玩具等，并选择相应的图卡，一般在最初的实物交换中使用。

4. 设计设置图卡的系统，包括放置图卡的活页夹和沟通板、图卡类别及顺序编排、设计放置图卡的形式及位置。

二、主要实施阶段

（一）第一阶段：实物 - 图卡交换

1. **协助儿童与老师沟通** 需要两位老师来操作，一个是指导老师，另一个是儿童的模仿者。开始是一种你来我往的模式，具体如下：

（1）老师甲坐在儿童背后，老师乙坐在儿童对面。

（2）桌面上放儿童喜欢的食品（如饼干）及该物品的图卡。

（3）老师乙伸出拿饼干的手说：“我有饼干。”老师甲则把着儿童的手掌，辅助他拿起桌上的饼干图片，放在老师乙的手中。

（4）老师乙拿饼干给儿童吃。

2. **逐渐减少辅助** 为了让儿童最终能够自主表达，根据儿童的情况，逐渐减少辅助的程度和程序。由强到弱依次为：

（1）把着儿童的手掌。

（2）轻托儿童的手肘。

（3）拍他的手臂提示。

（4）用手指图卡提示。

（5）听到老师乙说“我有××”，就自动去拿图卡交换。

3. **注意事项**

（1）开始训练时，要训练只要一听见说“我有××”就做出反应，并拿图卡去交换他喜欢的东西，以此构成最初应答关系，而不要给多余听觉刺激，比如不要给儿童“拿图片给老师”等句子作为指令，因为这样会给他们理解句子带来困难，干扰他们对句子的应答。

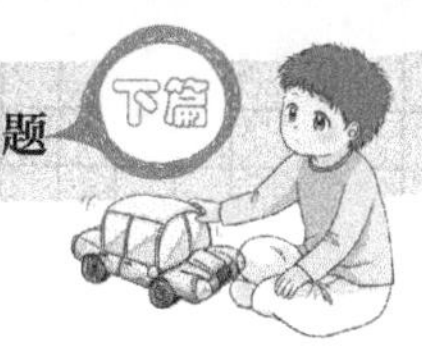

（2）每次儿童按要求拿出图片后，应尽快给他最喜欢的东西吃或其他初级强化物，最终强化物按 DTT 所提示的方法逐渐撤除。

（3）强化物不宜太多，一两样即可。

（4）同一个任务训练每天可进行 2 次，每次 20 分钟，如儿童情绪不稳定或注意力不集中，则需要一定的时间进行预准备。

（5）当儿童在 5 次训练中，4 次均已通过，这一阶段的目标就算通过。

（二）第二阶段：扩大主动性

这一阶段与上一阶段相同的地方是仍进行实物交换训练，但图卡的放置有变化，不再放在儿童伸手就可拿到的地方，而是放在与儿童有一定距离的沟通板上，儿童需运动身体去拿，这样和真实交流更接近。

1. **操作步骤**

（1）图卡贴在沟通板上。

（2）同第一阶段一样，由老师甲、乙完成沟通。

（3）逐渐增加老师和儿童的距离，但沟通板仍在儿童附近。

（4）最后，沟通板逐渐远离儿童。

2. 注意事项

（1）同第一阶段一样，老师不做过多语言提示。

（2）老师和儿童的距离、沟通板和儿童距离的增长应视儿童的完成情况逐步实施，达到 80% 的成功率就表示基本达到目标。

（三）第三阶段：图卡辨别

前两阶段的训练都是以一张图卡去换取物品，没有其他干扰因素，儿童学习起来比较容易。第三阶段虽然仍用图卡去交换物品，但逐渐增加了辨别难度和干扰，即要求儿童从多张图卡中选出正确的那张，同时物品已不在桌上，而是被遮蔽起来。

1. 具体操作步骤　建立一个情境，让儿童提出要求。例如，让儿童坐在电冰箱附近，电冰箱里有儿童爱吃的冰激凌。

（1）在沟通板上贴 1 张空白图卡和一张冰激凌图卡，儿童须拿取正确的图卡给老师，才可以吃冰激凌。

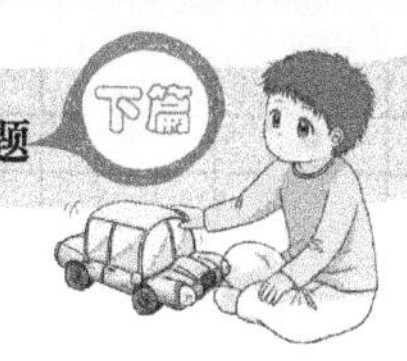

（2）在沟通板上贴 1 张与冰激凌无关的图卡（如帽子图卡）和 1 张冰激凌图卡，儿童须在两张图中做出选择。

（3）在沟通板上贴多张图卡，儿童须从多张图卡中选取冰激凌图卡。

（4）当儿童能辨认 8 ~ 10 张图卡，便可以把 2 张或 3 张儿童都认识的图卡放在一起，让他辨别，并且图卡的尺寸也要逐渐缩小。

2. 注意事项

（1）注意变更沟通板上图卡的位置，不要使儿童选取的图卡总是在某一个固定地点。

（2）不做“给我图卡”的提示，让儿童自己完成。

（四）第四阶段：句子结构训练

前三个阶段的训练都是用物品的图卡来交换该实物，构成的交流模式是：老师说“我有 ××”，儿童反应并拿图卡去换 ××。儿童这一动作表达的意思实际是“我要 ××”。儿童在专门设计的交流情境中，用一个单词（图卡）表达了一个比单词意义更丰富的意思。这是儿童用不完整句表达阶

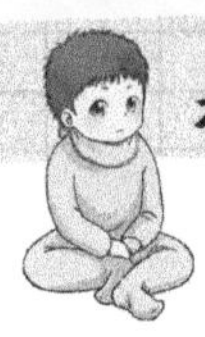

段，是发展到用完整句表达阶段必须经过的重要阶段。第四阶段是在前三阶段充分练习的基础上，进入真正意义上的句子训练阶段，这一阶段可借用的媒介，除了图卡，还有字卡。

1. 训练步骤

（1）沟通板的左面固定地贴上“我要”的字卡。沟通板右边离“我要”字卡稍远的地方贴上一物品的图卡（苹果或其他东西）。

（2）老师甲协助儿童按要求将图卡（苹果）贴在“我要”的后面。

（3）儿童把组成的句子“我要苹果”二个图卡一起取下，拿给老师乙，才可以得到苹果。

（4）变动字卡“我要”在沟通板上的位置，儿童须找到它并贴在沟通板的左面，随后贴上苹果的图卡。

2. 注意事项

（1）对“我要”的理解及文字的记忆应在进入第四阶段之前通过手势来练习。

（2）老师仍不做“给我图卡”的提示。

（3）当儿童成功地把“我要”“苹果”两张图

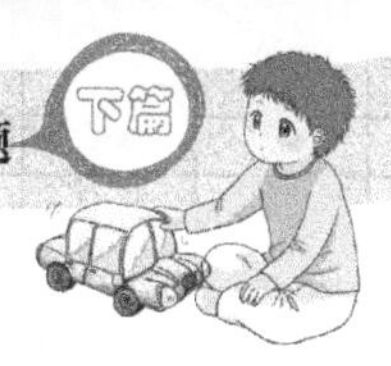

卡贴在一起时，老师甲应指着两张图卡高声念："我要苹果。"（还可以伴以手势）教儿童以完整的句子表达要求。

（4）"我要××"句型要通过用不同的物品反复练习，这是一个非常有用的句子。

（5）当儿童已准确地掌握了"我"的概念后，就要逐步地引出代词"你"的理解。在把"我要××"的两张卡片给老师时，老师应一边把物品给儿童，一边对着他说"给你"。

（五）第五阶段：对"你要什么"做出反应

这一阶段从用完整句表达的要求转入对提问做出回答，进入了真正意义上的一来一往、一问一答式的沟通。

1. 练习步骤

（1）老师指着"我要"字卡，同时问"你要什么"。在老师甲的帮助下，儿童拿起"我要"字卡及要求物品的图卡做出反应。

（2）老师先看着儿童问"你要什么"，老师甲帮助儿童指着"我要"字卡，然后去取图卡放在"我要"字卡的后面，再一并把字卡和图卡给老师乙。

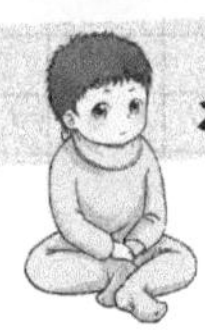

（3）老师的提问和儿童的回答相隔的时间一秒一秒地延长，要等待儿童逐渐把“我要什么”和“你要什么”联系起来，直到儿童无需再去看“我要”字卡，一听到老师问“你要什么”，就能对老师的提问做出回答。

2. 注意事项

（1）这一阶段的练习，开始阶段可由两位老师来共同指导，以后的阶段由一位老师来操作即可。

（2）要特别注意沟通技巧的训练。比如为了训练儿童的主动性，当儿童拿着图卡交给老师时，老师要及时回应，对于儿童表现出来的恰当回应，老师要给予及时奖励，这样儿童可学会根据对方的反应来适当调节沟通技巧。

（六）第六阶段：主动表达意见

此阶段是 PECS 最困难的阶段，也是很重要的阶段。回答“你看见什么”“你有什么”不同于回答“你要什么”等问题，后者只是表达个人要求，而前者则是向别人叙述客观事实，答案较开放，可以各种方式延续，这是主动表达的基础，一旦掌握，便较容易学习其他对话。

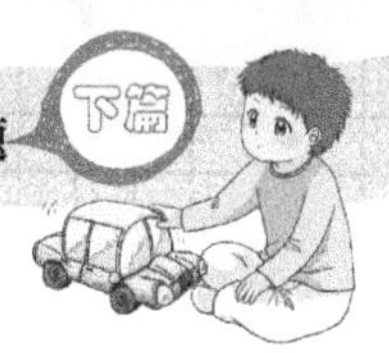

这阶段的练习方法和第五阶段大致相同，比如回答“你看见了什么”。

1. 老师在“我要”字卡下放上“我看见”字卡，沟通板的另一处贴上物品图卡。要注意的是：选择的物品（图卡）应是儿童熟悉，但不是很喜欢的，以免他看到物品图卡就引发他说：“我要 ××。”

2. 老师指着“我看见”字卡，同时看着儿童问：“你看见了什么”。

3. 儿童起初可在老师的协助下拿起“我看见”的字卡及所见的事物的图卡来回答老师的提问。协助的老师要大声说：“我看见了 ××。”

4. 老师应先问“你看见了什么”之后，再指着“我看见”图卡，并且前后间隔的时间要一点一点故意延长。

5. 逐渐减少协助，指导儿童无须再看“我看见”字卡，而是一听到问题“你看见了什么”就能自动去拿“我看见”字卡来回答。

PECS 对于那些长时间没有发展出口语能力的孤独症儿童的沟通训练是很好的办法。因为用图片和实物来教儿童学习句子，导入是比较容易的；其操作简单易行，不需要多么复杂的教具和高难度的技巧训练。它的训练模式主要是在老师的协助下，儿童反复练习；在老师专门设置的社会环境中，儿童能学到有用的语言及正确的沟通方式。对于语言与沟通有巨大障碍的孤独症儿童来说，表达最基本需要和生活中的一般需求是很重要的目标。老师可以协助儿童，但绝对不做言语提示，而是让儿童在模仿的练习中逐渐地理解“问”与“答”两者间互动的关系，并由协助下的被动应答转为完全主动表达。

PECS 主要用图卡、实物和沟通板来教会儿童沟通，有其局限性。在儿童用卡片和实物掌握了一些句子之后，接下来就可利用书本来进一步练习。这时认字和写字就要及时跟上，以便最终教会儿童用文字的方式来沟通。要避免儿童因使用视觉沟通方式而忽略语言表达，因此 PECS 只能是沟通的辅助工具。

人际关系发展干预

美国心理学家葛斯汀根据发展心理学的研究成

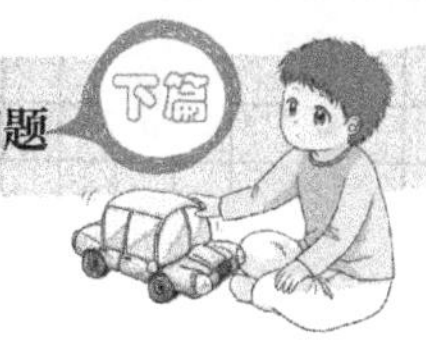

果，将正常儿童人际交往技能的发展分为六个阶段。基于以上的理论认识，葛斯汀提出了孤独症儿童在人际关系发展上的六项共同缺陷，并提出了人际关系发展干预（RDI）的理论。

一、孤独症儿童人际交往的缺陷

葛斯汀博士提出了孤独症儿童在人际关系发展上的六项共同缺陷：即情感参照能力、社会性调谐能力、陈述性语言、灵活的思维方式、社会交往信息处理、前瞻和回顾能力等缺陷。孤独症儿童往往在生命早期就出现社会交流障碍了。他们没有关注家长的能力，或是分享自己的能力，也无法体验到多样化的情感，所以很难发展出情感调谐的关系。他们不能感受到妈妈的微笑、鼓励眼神的温暖和意义，无法从中获得安全感。他们不会把家长当成赋予各种社会交往意义的主要来源，也无法正常地参照家长的表情举止，来获取交流中的信息。他们缺少共享的回应，没有将他们的发现与伙伴分享的能力，也没有发展与他人相互注意的能力。所以，相应的事件陈述、灵活思维、信息合理整合及做事瞻

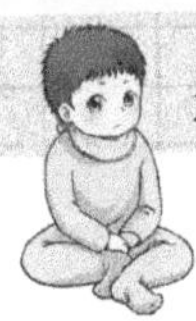

前顾后的能力也都会出现障碍。

二、RDI 的康复介入

训练孤独症儿童的社会交往能力，需要激发孤独症儿童的社会交往动机，让他们在社会交往中体验真实情感。孤独症儿童较好的人际关系训练方式是与同伴进行社会交往训练，在与正常同伴儿童交往中，孤独症儿童能得到有效发展。由此可见，RDI 与融合式教育的理念是一致的。家长培训和家庭参与的治疗，应包括向家长普及有关知识，提供持续性的支持和服务，培训家长成为治疗的协作者，帮助家长理解儿童的需求及提供情感支持。具备相对较高智能的孤独症儿童，往往社会交往技能仍然很差，重点应放在帮助他们获得社会交往能力、情绪和行为调控能力，以及持续独立生活所必需的适应性技能方面。应为孤独症儿童制定以同伴为基础的个体计划，强调社区、幼儿园及学校的有机转换，以及从治疗到能力培养的转换。

RDI 旨在通过训练使儿童在社会交往领域具有适应性和灵活性。训练重点在于社会交往技能的培

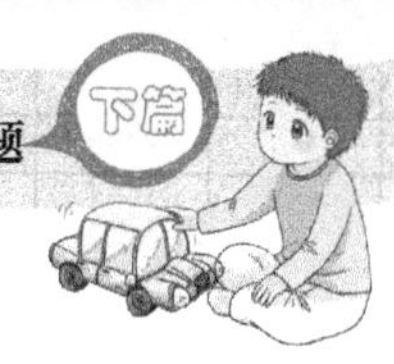

养，通常按照以下步骤开展训练工作：评估→制定适宜的发展目标→培训家长或其他成人→准备训练环境→规划训练时间→最大程度地减少经验分享的障碍→建构简单适宜的活动→逐渐将治疗指导权由训练师转向家长→逐渐把控制互动的责任由成人转向同伴→帮助儿童选择适当的同伴→逐渐在活动中加入更多的元素，使其更加符合自然生活环境。

RDI 介入模式旨在帮助孤独症儿童成为社会交往世界里真正的参与者，使他们感受到与他人的关联与意义，进而发展出经验分享的社会交往，甚至因此建立起情感亲密的长久友谊。包括以下几个方面的干预目标：

1. 了解经验分享社会交往的各种阶段。

2. 成为经验分享社会交往互动中，共同调控互动的平等伙伴。

3. 了解并珍视他人的独特性，即他人的观点、想法及感受等。

4. 珍视并努力维持长久的情感关系。

5. 在社会交往过程中具有适应能力。

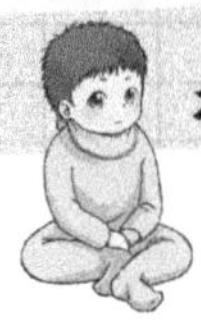

6. 认识自己的独特性，并使自我认同持续发展。

RDI 也注重孤独症儿童全方位心理发展的重要性，例如，学会使用语言、听从指示、将自己的肢体动作训练得更加流畅等，这些都是维持生存的最基本能力。所以，RDI 与其他治疗方式有许多共同特征。RDI 着眼于孤独症儿童社会交往和适应能力的发展，强调家长的“引导式参与”。在评估儿童发展水平的基础上，采用系统的方法，循序渐进地触发孤独症儿童产生运用社会交往技能的动机，进而使其习得的技能在不同的情境适当变化，最终让儿童发展出与伙伴分享经验、享受交往乐趣及建立长久友谊关系的能力。葛斯汀形象地把这一过程比作学习舞蹈的过程。儿童从笨拙的初学者慢慢成长为娴熟的舞者，从而在与伙伴恰到好处的互动中享受到人际交往的乐趣。

三、RDI 基本特点

（一）重视儿童的需求，注重发掘内在动机

孤独症儿童的问题主要表现在社会交往技能的

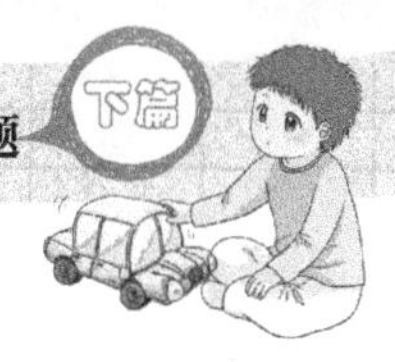

缺失，其实也反映了他们社会交往动机的缺陷。与多数孤独症治疗领域的社会交往技巧训练计划相比较，RDI 独特的标志在于强调经验分享互动，更多地考虑到了儿童本身的心理发展需求（让他们学会培养感情关系的内在经验）。在干预之前，谨慎地评估儿童心智发展的阶段，让儿童有能力了解他们所学技能的意义，真实体会与伙伴互动带来的喜悦。每一级训练都选用结构鲜明、步骤简单清楚的活动，使儿童产生动机，去分享正面的情绪与刺激，然后逐步在这些简单的活动中加入变化，带来新鲜感，以帮助他们找到更深、更复杂的与伙伴分享自己觉得有意义东西的理由，内化自己的动机和技能。所以在 RDI 中，不强调用奖励来诱导儿童练习新的社会交往技能，而是自然地从互动中感受到喜悦。

（二）活动设计体系化

人际关系发展能力是一个细致的、有层次的系统，这种能力应以循序渐进的方式进行训练，儿童在关系发展中取得的每一步成功，都应为进一步发展奠定基础。因此，RDI 是一套循序渐进的系统训练课程。首先，集中建立儿童的动机，在此基础上系统而逐层地发展儿童的能力，整套课程包括了几百个和特定游戏相结合的能力发展目标，能评估儿童能力发展的边缘水平，有利于针对不同儿童的发展特点，制定个体化、体系化的训练方案。

（三）强调家长的引导式参与

家长也是治疗的准备要素之一，也要了解治疗计划的基本原则和目标，并与训练师共同参与教育课程。我们应使家长认识到儿童疾病的原理，并了解儿童在经验分享互动上缺陷的深层意义。在 RDI 中，倡导家长“引导式参与”到儿童的治疗中。“引导式参与”一词是指在一段互动关系中，高能力个体在活动的开始承担大部分组织与维护互动的责任，逐渐协助能力较低的伙伴在平等的基础上进行活动。家庭中使用这种方法的作用如下：

1. 漫长的康复治疗过程中，仅靠专业训练师在有限时间内进行训练远远不够。因此，在家庭中建立“RDI”式生活模式，有利于将治疗训练常态化、长期化。

2. 教会家长一系列引导儿童发展的方法，日

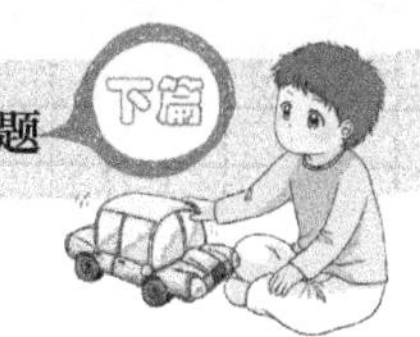

常生活中在家长掌握了RDI方法后，儿童会出现更多责任感来调整自己的行为。

3. RDI课程将训练要点和日常生活相结合，家长的“引导式参与”会在日常生活中创造更多的训练机会，有利于儿童技能得到发展。

四、治疗原则

RDI介入有以下三大基本原则：

（一）社会参照

社会交往中经验分享互动的基础是社会参照，这是处理认知与信息的基本形式。社会参照能力使儿童能不断地解读、诠释他与社会交往伙伴间的关系，以判断他与对方的融洽程度。执行社会参照的能力与意愿，是培养经验分享互动的基础。社会参照必备的能力，是持续而快速地在自己与伙伴间做比较，是儿童学会评估他与伙伴正在做的、感受到的、认知到的、思考到的某件事情。例如，我们无时无刻不在参照着大家的面部表情、房间其他角落发生的事情、大家注意的焦点等，进一步猜测着大家的想法与喜好，然后来决定自己该如何应对。完

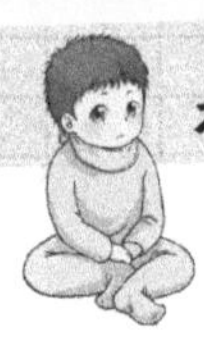

成参照大概只需几秒钟的时间。社会参照的复杂之处在于，在进行参照评估的同时，互动行为也在持续着，互动动作继续进行，变化也不断发生，对新事物做出的新反应、新感受与想法也不断产生。一旦遗漏了任何信息，也几乎无法重来。社会参照的重要性在于，在任何行动或表现的前后，不断评估两人关系的状态。以社会参照为前提，儿童不再需要依赖一连串的机械式反应。实际操作中这种参照能力的培养要花费较多的时间，需要很好的耐心。在训练社会参照前要尽可能评估，儿童的心智发展是否成熟到足以理解伙伴的某些想法和对事物的某些看法。即使正常发展的儿童，也只有在意识到自己想与社会交往伙伴分享更深层的经验之后，才会逐渐学习新的情感互动方式。所以，在 RDI 中，应该在仔细判断儿童的心智发展已经到达某个程度之后，再去教导他们适当的社会参照和技能，而这种心智发展的成熟度与儿童的年龄无关，他们理解、使用这些技能的能力，以及对这些技能的兴趣程度才是判断的依据。我们在介入之前，应该审慎地评估儿童心智发展的阶段。当儿童有能力了解他

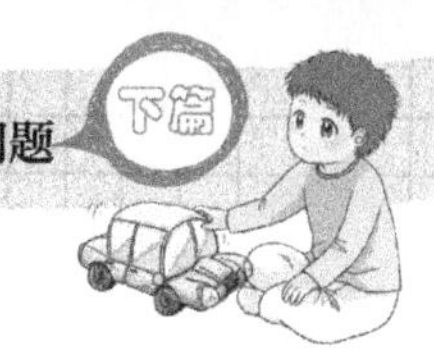

们所学习到技能的意义时，他们便能真实地体会与伙伴互动所带来的喜悦。

（二）共同调控

一旦儿童学会社会参照，并且了解互动的功能与方式，我们便可以开始阶段式地指导他们尝试共同调控。共同调控指的是，为了维系双方互动的共同意义，互动中的一方自发改变自己的行为来适应。在大部分孤独症儿童的互动实例中，总是成人在采取各种行动，来维系与儿童的互动。这样一来，成人就常得追着儿童满屋子跑，当儿童不自觉地侵犯到成人的个人空间时，成人也会自己移开，并且改变自己来维持与儿童面对面的互动。RDI 强调儿童学会自己负责维持互动的完整性，成为共同调控者。

共同调控培养时，根据儿童的理解能力，家长可以故意把话说到一半突然停止，或把原本要做的动作做到一半。这种举动，会让儿童明显察觉到这种状况是有问题的，从而主动采取调控行动来参与。

正常儿童从出生一开始，就逐渐累积经验，分

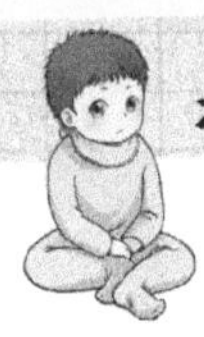

享互动所需的社会参照与共同调控，经过数千个小时至数年的累积，才具备社会交往的经验分享互动的能力。经过渐进积累，心智发展以一种固定的模式向前推进。婴幼儿在学习社会参照与共同调控的过程中，家长要自然放慢动作，一步步来。例如，一个妈妈如果要让小婴儿看到好玩的东西，会帮他把身体转过来，在确定小婴儿看到这个东西之后，会让小婴儿再面向妈妈，或者妈妈在小婴儿面前晃来晃去，让两人能共同分享看到有趣事物的愉快反应以及发现新事物的刺激。熟悉这些技能之后，儿童的心智发展到达一定的阶段，会逐渐渴望体验下个阶段的新发现。这个过程持续进行，通过练习下个阶段的社会交往技能，再产生新的发现，再练习、再发现……逐渐迈入新的阶段。在孤独症儿童的成长过程中，经验分享互动的基础就没有建立起来，尽管他们可能在其他方面已具备高度能力，但是在心智发展这方面，是要逐步去实现，不能跳过某个步骤的。

选择 RDI 介入模式后，在教导儿童学习任何新的社会交往技巧之前，要先确定儿童已明白他即

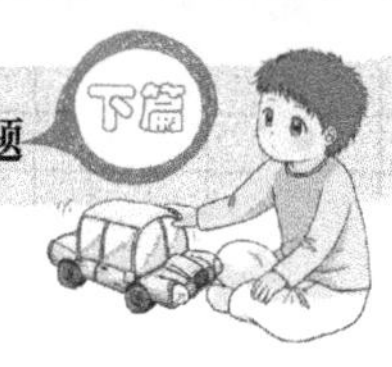

将要学的技巧的功能与价值，因为只有当儿童学会互动中从事共同调控的方法，并拥有使用这些方法的动力之后，才能从事即兴的活动。在儿童熟悉且喜爱互动中的关注和分享两项技能之后，才能把社会交往的经验分享互动设定为训练目标，让儿童真正学会分享想法和体会内在感受。训练者应逐步且谨慎地引导儿童做社会交往参照，并慢慢要求儿童在练习共同调控的过程中，担负起更多的责任。选择的活动也应让儿童把焦点专注在经验分享的乐趣上，并给儿童机会，逐步而缓慢地让他们练习如何成功地达到互动中的自我调控。

评估在 RDI 的实施中是非常重要的一个环节。评估的目的在于全面了解儿童的发展状况，分析训练中可能出现的障碍与诱因，制订明确的训练目标，规划训练时间表。

人际关系发展能力评估（RDA）是依据正常儿童人际交往技能发展阶段制订的专门评估工具，是开展人际关系发展干预训练的基础和重点。

完整的 RDI 课程分为相互衔接的 6 个级别，葛斯汀将其形象地依次冠名为“新手”“学徒”“挑

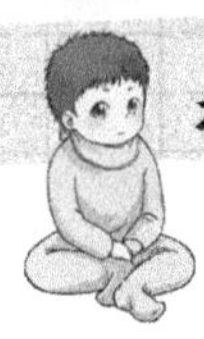

战者”“旅行者”“探险家”和“伙伴”。每一级涵盖层层递进的 4 个阶段，共有 24 个阶段，各部分都由重点不同的许多游戏组成。每一个阶段在人际关系发展的关注点上有着很大的递进关系。随着阶段的提升，游戏所需的技巧及复杂度也成倍增加。RDI 中所选用的游戏（活动）是按水平和阶段的顺序列出的，但并非固定不变，训练者可以根据每一阶段的目标，变化游戏的形式，或在日常生活中随时抓住契机，创造符合本阶段目标的游戏情境。训练者可以自由地选择训练内容，跳过儿童不感兴趣或已经掌握的活动，但不要选择那些明显超过儿童能力水平的内容。训练者也可以按照合作、沟通、谈话、情感功能、灵活性、经营能力、家庭活动、小组活动、解决问题以及自我发展等主题来选择能够实现目标的相应活动。RDI 课程中也包括了一些非社会交往的目标，例如快速转移注意力、自我调控等，以帮助社会交流中经验分享互动的建立。所有的活动均需要反复练习，有些活动可能只需花费几个小时，有些则需要几天、几个星期，甚至几个月，所需要的时间依赖于儿童的能力及分配于训练

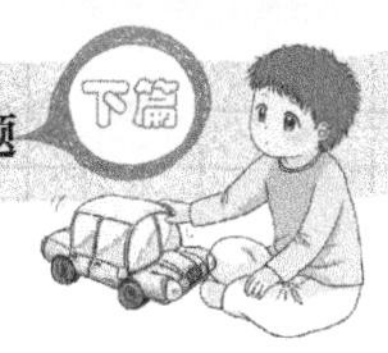

的时间，不要操之过急。

一般来说，介入的初期情境需要刻意制造，应把令儿童分心的各种内容都删除掉，帮助儿童更容易做到有兴趣。例如，选择在一间舒服干净的训练室里做活动，这间训练室的窗户是关起来的，看不到外面，墙上也没有任何的装饰，这样就可以把视觉与听觉上的干扰降到最低，因为即使是对一般人来说很普通的背景，都很容易让孤独症儿童分心。同理，我们也要把小玩具、小游戏拿掉，因为这些会让儿童无法专心注意到与伙伴互动的社会交往信息上。把这些容易分散注意力的元素都撤走之后，便容易让儿童注意到重要的社会交往与情感交流信息。开始时，我们应选一些结构鲜明、步骤简单清楚、有夸张情感结尾的活动，使儿童易于产生去体验的冲动，以达成经验分享互动。然后，逐步在这些简单的活动中加入变化，带入新鲜感。大部分的孤独症儿童开始对这种活动缺乏兴趣，所以需要花费大量的时间精力，让孤独症儿童规律地体会一段良好感情关系里的乐趣，早期的密集介入方式是非常关键。

融合式教育

1994年，联合国教科文组织召开“世界特殊儿童大会”，首次提出了融合教育理念。融合教育主张让特殊儿童和健康儿童在普通教育环境中，一同享受教育。针对孤独症儿童，融合式教育主要是“社会融合式教育”，即增加了孤独症儿童与正常儿童交往的机会，训练其社会能力。普通伙伴群体对孤独症儿童社会交往行为的积极反馈，强化了孤独症儿童的社会交流行为。在融合式教育中，可以有效利用日常生活中的环节培养行为规则，并开展丰富的规则游戏，努力让孤独症儿童逐渐明白任何事情都是有规则的，都要遵守规则，让他们的行为向正常儿童看齐。与正常儿童的交往、课堂中的互动等环节，都是对孤独症儿童进行社会交流技能训练的机会。课堂上，老师应尽量安排孤独症儿童坐在离老师较近的地方，以便通过师生互动鼓励他们，使其积极参与互动，并对正向行为及时鼓励。

融合式教育不是简单地让孤独症儿童随班就读，教育的组织与实施也并非均以健康儿童的发展

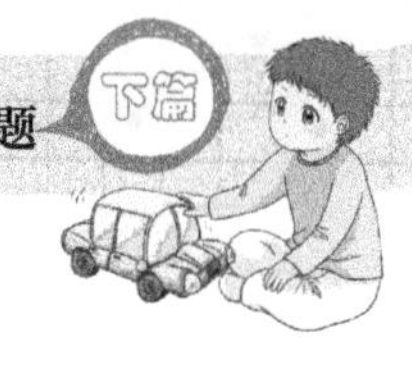

水平为依据，而是以因材施教为宗旨，以个体化教育为指导，有目的、有计划、有方法地主动干预。从课程的设置到资源的使用均要考虑到孤独症儿童的发展，为其提供特殊的辅助教育。融合式教育存在几种形式，主要有资源教室模式、咨询教育模式、巡回服务模式、资源中心模式等。在我国以资源教室模式较为常见，它是指在普通学校中专门为特殊儿童设置教室。资源教室是从事特殊教育的教室，配有相应的教材、教具、图书等教育资源，装备各种评估工具、评估表等资源，还有康复训练人员、康复器材等康复资源。孤独症儿童大部分时间在普通教室上课学习，在特定的时间到资源教室学习，接受特殊教育。设置资源教室的目的是为孤独症儿童提供教学上的特别支援，使他们的潜能得到最大限度地发挥，缺陷得到补偿，同时提高其社会适应能力。目前，我国也在加大对资源教室的建设力度，《教育部 2022 年工作要点》就特殊教育方面指出，加快发展特殊教育，启动实施“十四五”特殊教育发展提升计划，推进特殊教育拓展融合提升。融合教育从广义上说，不仅仅是学校的融合，而且是一种社会融合，这种融合教育包括家庭融合、学校融合、社区融合等多种形式。

一、融合教育的基本概念

（一）融合教育的主要内容

1. 生活自理与居家安全。
2. 社会活动与行为规范。
3. 语言应用与人际交往。
4. 情绪控制与社会情感。
5. 自我意识与社会角色。
6. 思维能力与社会认知。

这六个方面相互渗透、相互贯通，贯穿在家庭、社会、幼儿园、学校等场合，不同的场合教育内容有侧重。

（二）融合教育的原则

1. 主动创造社会交往环境的原则 目前社会对孤独症的认知程度有限，所以家长要努力协助社区、老师，因地制宜地为孤独症儿童创造社会交往环境。家庭对儿童的接纳和社会交往环境创造是这个原则实现的最基础和最重要的因素。

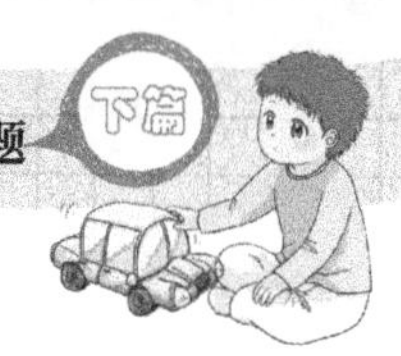

2. **因人施教、特殊辅助的原则** 不同孤独症儿童的障碍程度各有不同，最主要的问题往往是社会交往障碍，所以在实施中要制订个体化的目标和计划，并因人而异地特殊辅助去实施。

3. **融入生活、随机教育的原则** 训练和生活应融为一体。生活中发现儿童出现问题，将其分解，根据儿童的能力给其特殊辅助，帮助其完成。注意将交往需要、交往动机、交往环境、交往训练、交往应用、结果强化等融为一体，来完成社会交流技能的康复。

4. **循序渐进、持久积累的原则** 在训练的每个领域里，每个儿童障碍的程度都不同，制定方案时要根据儿童的具体情况由低到高、由易到难地逐渐进行。要意识到这种疾病导致的能力缺失需要持久的系统训练才可能有所提高。

（三）融合教育的主要实施者

1. **家长** 给儿童创造家庭生活和部分社会环境中社会交流的人际交往环境。

2. **老师** 既包括训练机构的老师，也包括普通幼儿园和学校的老师，还包括家庭老师。主要创造幼儿园和学校随班就读中与同龄人之间的社会交流环境。

（四）融合教育的主要实施场所

融合教育是将训练融合于真实生活中，是开放式的教育，是将孤独症儿童放在普通社区、普通幼儿园及普通学校等正常社会环境中，去体验和学习社会交流技能的一种方法。虽然可以对孤独症儿童进行脱离社会同伴的隔离训练，但这种方法是阶段性的、暂时的和准备性的，他们一定要在真实社会中学会有效应用他们已学到的技能。

二、家庭生活中的融合教育

（一）家庭是儿童最好的学校

家庭是一个人生活的主要场所。家庭教育的场所不是只在家里，更重要的是在家庭之外。家庭教育可以在各种场合展开，如在社区的游乐场让儿童了解如何礼貌地与长者和小朋友打招呼、如何有序地和小朋友玩、如何应对小朋友的无理等情况；在超市里让儿童了解物品的分类、货币的使用、购物的程序及学会耐心排队等；在街道上让儿童领会交

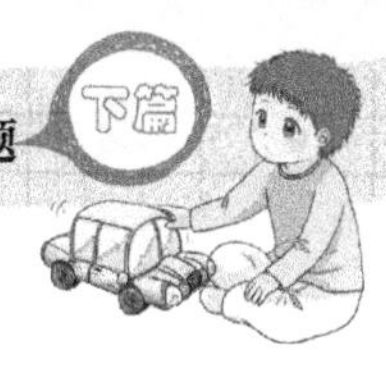

通规则、学习识别交通标识；家中会客时则是儿童学习待人接物的好时机。所以，家庭教育在各种场合中都可以进行，场所非常广泛，也可以说没有边界，这是一所没有围墙的学校。从“生活自理与居家安全”到“社会活动与行为规范”，从“应用语言与人际关系”到“情绪控制与社会情感”，从“自我意识与社会角色”到“逻辑思维与社会认知”，无论哪一方面，孤独症儿童都可以在家庭生活的不同场合找到接受教育的机会。社会交流技能的康复贯穿到家庭生活的方方面面，家庭生活也可以涉及社会交流技能教育的所有内容，因此，对孤独症儿童进行教育时，一定不要局限在家里，要走出家门。

对于孤独症儿童来说，家庭这所学校的教育是需要家长有意识地为儿童创造场景和机会的。程度比较轻的孤独症儿童能否顺利进入幼儿园和学校，在学校能否顺利就读，很大程度上还是要看家庭为他们创造的环境条件如何。

带一个孤独症儿童到社会上是会遇到很多困难和压力的，对家长的心理素质和教育能力都是一种

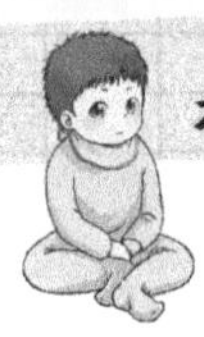

挑战。由于社会对这种病的认识程度有限，所以常常不被理解和宽容，这些冲突都需要家长去承受和化解，并很好地应对。总之，家长不能回避问题，不能因为怕尴尬、怕歧视、怕丢面子，而不敢把儿童带到广阔的社会环境中去。儿童能走多远、走多久和家庭是密不可分的，家长一定要有勇气面对困难，冲破心理围墙。

对孤独症儿童来说，社会交流技能的提高是一个永久和终生的话题。即便有幼儿园和学校的教育，也脱离不了家庭环境的教育。家庭教育的基础性、连续性、长期性在孤独症儿童教育和康复中有重要的地位。父母应该制订好家庭融合教育的长期、中期和短期计划，并不断提高自身能力，充分认识到孤独症儿童家庭教育的长期性和有效性对儿童康复的重大意义。

（二）家庭中实施的原则

1. **生活和教育训练内容紧密相连**　按制订计划设定的教育内容，针对性强。这些内容的真正掌握需要在日常生活中反复多次的实践。很多家长容易把日常生活与教育训练内容分开，认为只有在上

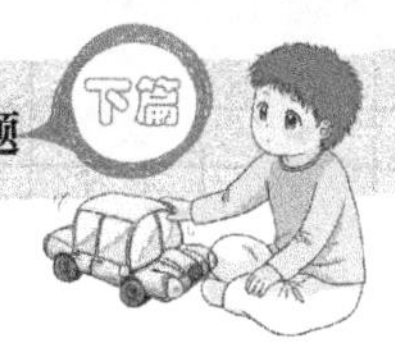

课时间才是训练，下课就结束了。这些家长往往用“课程”时间来评估教育训练时间，他们没有认识到，丰富多彩的家庭生活才是最好的教育训练平台。

2. **教育训练和社会交流技能紧密相连** 孤独症儿童往往存在一些超长能区，在这些能区内，他们常表现出兴趣，易出现“形式技能”，即不明白意思和功能，机械地记忆背诵所获得的能力，如计算数字、描写汉字、认读汉字，和反复讲述某个领域的知识等。所以，在训练时一定要评估教育训练内容与社会交流技能的关系，“形式技能”应尽可能避免作为教育训练内容。

3. **勿用“亲情”代替“理性”** 面对自己的孩子，家长往往溺爱和关心太多，原则性不强。孤独症儿童的康复是一条漫长的艰辛路途，行为结果的反馈是获得良性行为的重要方法，所以需要家长非常强的理性思维，家长常常需要克制自己对儿童的“心疼”，坚持教育训练规范。当家长遇到孤独症儿童哭闹时，能否理性地坚守教育训练规范，往往是决定是否有效的关键点之一。坚持“理性”教育

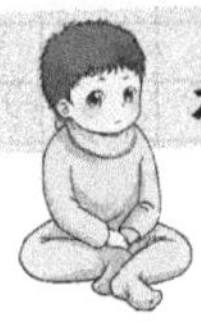

训练同时也要关注到儿童的情绪发育。

4. **教育训练要有目的性和计划性** 孤独症教育训练有远期、中期和近期目标。目标一定要与孤独症儿童的能力匹配。内容在一定时间内有一定的稳定性，所以家庭的教育训练目标和在课堂上的目标要基本一致，内容可以丰富，但内容的丰富是以目标为基础，只有保持家庭和课堂内容的相关性和递进性，才能取得事半功倍的效果。

（三）家庭中实施的方法

1. **主题活动教育训练** 是把融合教育的生活自理与居家安全、社会活动与行为规范、语言应用与人际交往、情绪控制与社会情感、自我意识与社会角色、思维能力与社会认知六项内容融入日常生活的场景中，在生活活动中实现目标。如在厨房帮忙时进行防火安全知识的学习，在排队游戏时训练自我忍耐力的控制，在与小朋友玩耍时进行社会角色和人际交往能力的学习等。

2. **家庭课堂教育训练** 是指以上课的形式传授知识，培养思维，训练生活技能、社会技能或某种专业技能的教育训练方式。家长要在课前设计每

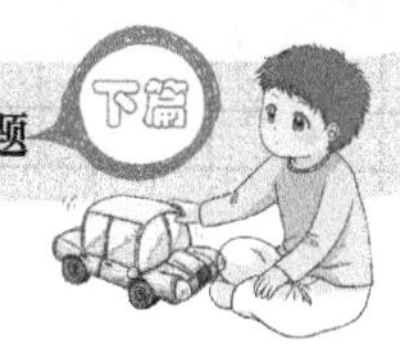

堂课的教育训练目标、教育训练内容、操作步骤、操作程序，一步一步地展开训练。一般来说，“家庭课堂教育训练”适合教授结构化的知识，适合做专题性的智能训练，如儿童的思维能力、逻辑推理能力、图形认知能力、句法应用能力等，也可以训练儿童的生活技能，如系扣子、吃饭、洗手绢等。

与主题活动教育训练相比，家庭课堂教育训练特点为：①可以脱离真实的生活情景和过程，家长容易把控；②儿童获得的知识不易被生活场景中的一些其他环节影响，能获得有规律的、结构化的知识，而不是零散的感知知识。

三、幼儿园的融合教育

（一）幼儿园融合教育有重要的衔接作用

幼儿园教育对一个儿童的成长非常重要。由于孤独症儿童的行为和情绪障碍，常不能被幼儿园接收，很多幼儿园老师在孤独症儿童面前也很无措。把一个孤独症儿童放在普通幼儿园里存在两个问题：一方面，普通教育方法难以满足孤独症儿童社会交流技能康复的特殊需要；另一方面，孤独症儿

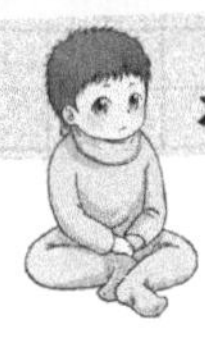

童的各种行为问题将给整个班级的保教工作带来很多管理和教育上的挑战，这种挑战单凭老师的工作热情和责任感是无法应对的。

幼儿园融合教育是让孤独症儿童进入普通幼儿园的普通班级，并给予特定的教育辅助，对孤独症儿童实施集体中的个体化教育，并有特定的促进孤独症儿童社会交流技能改善的教育目标。

幼儿园的融合式教育是在普通幼儿园的普通班级中接纳孤独症儿童，和正常幼儿一起接受教育。通过实施特殊辅助的随班就读的保教，把孤独症儿童的教育训练融入正常幼儿教育环境和教育过程中，以促进孤独症儿童的社会交流技能的改善。因此，幼儿园的融合教育要具备以下条件：①孤独症儿童是随班就读式的保教；②必须由专职的特殊教育老师辅助；③对孤独症儿童要有个体化的融合教育方案。

幼儿园的人际关系环境和家庭中有所不同。在幼儿园人际关系中，幼儿和老师的关系不同于家长与幼儿的关系。幼儿园的社会关系中，老师和每个儿童都具有自己的社会角色，每个角色都有自己的

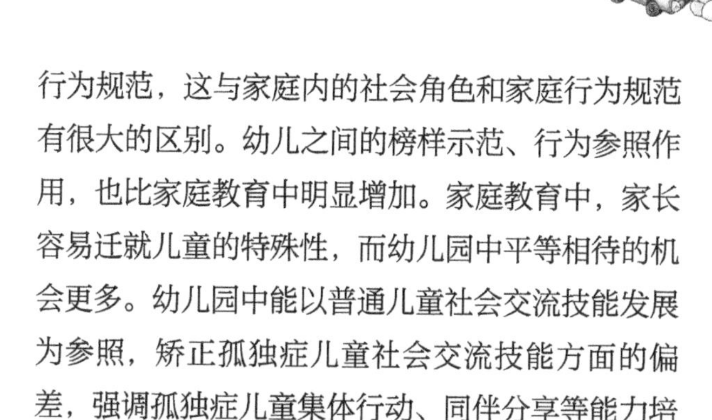

行为规范，这与家庭内的社会角色和家庭行为规范有很大的区别。幼儿之间的榜样示范、行为参照作用，也比家庭教育中明显增加。家庭教育中，家长容易迁就儿童的特殊性，而幼儿园中平等相待的机会更多。幼儿园中能以普通儿童社会交流技能发展为参照，矫正孤独症儿童社会交流技能方面的偏差，强调孤独症儿童集体行动、同伴分享等能力培养，这种特点是家庭教育中弱化的。

幼儿园融合教育所创造的人际交往环境与孤独症专业训练机构也是有差别的。幼儿园中的教育训练生活化特点更浓厚，儿童在幼儿园中不仅要上训练课，而且要和正常儿童一起生活和接受教育，拥有更真实、更丰富多彩的生活内容。把教育训练融入到幼儿园一日生活之中，也有利于老师了解儿童各种社会交流技能的障碍程度，把孤独症儿童放在正常儿童中，也能够使家长和老师更真实地了解其在社会交流中存在的问题，有利于制定针对性的方法去诱导。所以，幼儿园的融合式教育是在幼儿园生活中发现儿童问题、解决儿童问题的好场所。生活自理、跟随集体、模仿伙伴、参与活动、合作游戏、建立规矩、执行规范、语言沟通、认知理解、有意注意、集体指令、控制行为及培养动机等都可以渗透到幼儿园的一日生活中。

（二）幼儿园融合教育的适应对象

幼儿园融合教育虽然是一种较好的特殊教育方法，但有自己特有的适应对象，主要是针对七、八岁之前的孤独症儿童。孤独症儿童类型各异、程度不同，儿童与儿童之间有很大差异，幼儿园融合教育适合轻度、中度孤独症儿童。对于有些智力程度明显落后、社会交流障碍比较重的孤独症儿童，如果没有严重的攻击行为、自伤行为，且经过特殊辅助能够被幼儿园接纳，也可以考虑接受幼儿园融合教育。幼儿园的教育对象是 3 ~6 岁幼儿，但是由于孤独症儿童社会发展水平显著落后于正常儿童，因此接受幼儿园融合教育的孤独症患儿，入园的年龄最好比同班儿童大 1 ~2 岁，这样可以缩小他们在幼儿园生活、学习等方面与正常儿童的差距。接收 2 岁以下幼儿的小托班不适于孤独症儿童的进入，因为 2 岁以下儿童之间的交往还处于萌芽阶段，班级中还没有形成同伴之间交流、合作的交往

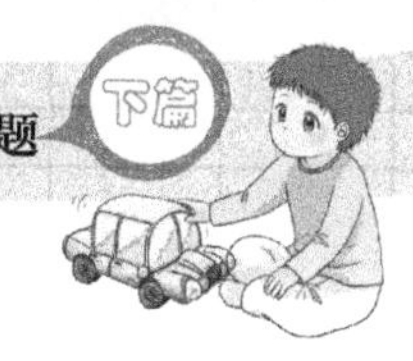

氛围，所以对孤独症儿童的社会性发展还起不到应有的影响。因此，孤独症儿童的幼儿园融合教育应该从小班开始，最好 4 岁以后开始，程度比较重的儿童，入园前可以先到训练机构中接受特殊训练，为进入幼儿园做一些准备。

（三）幼儿园融合教育的特殊辅助

幼儿园融合教育不是简单的让孤独症儿童入幼儿园，不是简单随班就读，而需要老师有目的、有计划、有方法地主动干预。不能用同情替代教育训练，更不能让孤独症儿童在幼儿园中成为一个被放弃的边缘儿童。有些家长怕老师对儿童嫌弃，认为接纳儿童入园已经相当不容易了，不敢对幼儿园、老师再提出教育训练的要求。幼儿园融合教育应该有专职人员对孤独症儿童进行专门的特殊辅助，教育内容包括孤独症教育训练的 6 个领域，其目的是全面提高孤独症儿童的社会交流技能，因而无论是生活起居、还是游戏活动，或者课堂教育，都贯穿对儿童的自理能力、社会模仿能力、集体注意能力、工具性沟通能力、情绪表达能力、行为控制能力等社会交流技能的全面培养，这些方面的教育计划都必须通过特殊教育辅助，渗透到幼儿园教育的每个环节中。孤独症儿童的保教难度大，没有专业人员特殊的辅助就不能满足他们的教育训练需求，因此这类融合教育的幼儿园必须配备专业的教师。

（四）具体方式

1. **随班保教加特殊机构训练**　中度到重度的孤独症儿童，因其社会能力较差，全天在幼儿园中随班就读较困难，所以在随班就读的同时，可以每天安排一定时间在特殊训练机构进行辅助训练，辅助训练老师在幼儿园生活中也可随堂进行一定的干预。尽量将幼儿园和特殊训练机构训练实施过程统一调控并进行效果评估。这种方式既能让孤独症儿童接受幼儿园教育，又能满足个体化训练的要求，是一种比较现实的方法。

2. **随班保教加个别训练**　孤独症儿童在普通幼儿园中除了正常的生活、活动外，由幼儿园辅助老师按照个体化训练计划，在园内生活、活动及教学中伴随特殊辅助来完成个体化训练课程。每日个体训练的时间根据儿童的程度安排，1～2小时不等。在幼儿园中实施个体化训练，既有利于随班就

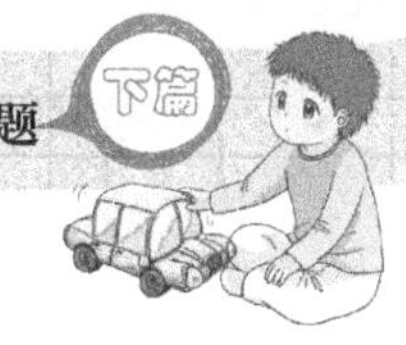

读教育，又可以补偿孤独症儿童在知识、技能和智力方面的不足，是一种比较理想的幼儿园融合教育方式。但是，它要求辅助老师具有能够承担孤独症儿童个体化训练课程的专业能力。

3. **全程随班保教** 孤独症儿童全日融入班级，由特殊辅助老师在幼儿园生活、活动、教学中实施特殊辅助，不设专门的园内个别训练课程。接纳的班级要创造适合的环境，在老师的指导下完成幼儿园生活和实施幼儿园融合教育方案。这种方式适用于轻度孤独症儿童。这些儿童一般会在3岁左右被送进幼儿园，由于他们的理解能力一般比较好，主要是语言和交往能力与同龄儿童存在一定的差异，因而往往在入园一段时间后被老师发现问题。这些儿童的特殊辅助重点是加强他们与班级同伴交往的个体化指导，通过特殊辅助，使他们能够适应全程随班保教要求，可以不特别设置认知补救的相关内容。

（五）注意事项

幼儿园融合教育中要注意生活、活动和教学的有机结合，这三者可以说是相符相成的，都有助于

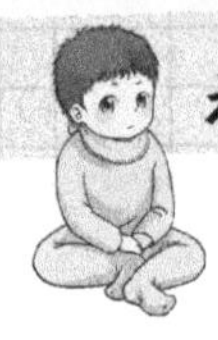

儿童注意力、思维能力、指令执行能力、情绪控制能力、行为模仿能力的培养，其中任何一方面的提高都可以带动其他方面。在日常的教育内容设计中，要注意将内容合理贯穿在各个方面，以便取得较好的效果。一般情况下，由于生活内容和儿童生理需求内容的相关对话，在生活中重复率高、语言相对固定，对其他同伴参与的要求低，所以较容易最先实现。活动中的集体活动，需要对变化的指导语有一定的理解能力，所以实现得较晚、进步速度也慢。教学要求儿童对老师提出的要求有一定的理解能力和情绪控制能力，还要具有一定的注意能力，所以对于轻度孤独症儿童，应重点培养其学习习惯和学习能力，而后提升注意力和课业能力。

特殊辅助特别重要。无论是随班还是单独设置的个体化课程，特殊辅助都要一对一进行。幼儿园老师、训练机构老师或家长都可以是实施特殊辅助的人。他们要有一定关于疾病、心理、教育等知识的储备才能胜任。

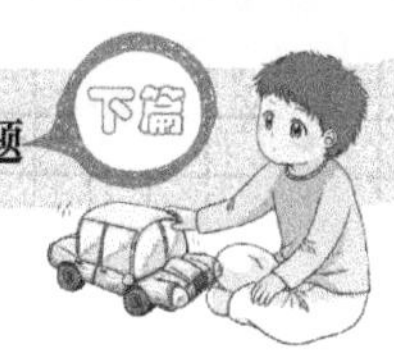

（六）实施

孤独症儿童的家长对融合教育的需求很迫切，这项任务实施的牵头者可以是家长，可以是幼儿园，也可以是康复训练机构。目前有很多康复机构已经开始了半天机构训练半天普通幼儿园（与机构有一定沟通）生活的融合教育。而且，一些普通幼儿园老师已开始参加各种针对特殊儿童教学的培训。当然，家长是机构和幼儿园间最好的沟通桥梁。所以，家长一定要对孤独症有足够的认识，决不能当“甩手掌柜”。

实施幼儿园融合教育，首先要进行评估。评估是按照生活、活动及教学的顺序进行的；评估要在儿童入园一月后，视儿童的适应情况来决定是否进行，要参照正常儿童的水平，围绕儿童是否了解幼儿园的生活规律、是否可按指令完成生活自理、是否参与活动时有参与欲望和控制情绪的能力、是否按指令理解和执行课堂纪律等情况进行。

其次是制定辅助计划。应根据评估结果进行辅助计划的制订。应根据计划给予辅助实施，计划改变辅助方法也可能改变，辅助可能增加，也可能减少。其后是执行记录。辅助执行时要有执行记录，主要是记载怎样辅助的、在辅助下儿童做了什么及儿童的能力发生了什么变化等。记录的目的是为调整计划或辅助方法提供依据，所以只有细致记录，才可取得效果。

幼儿园融合教育与儿童的程度、特殊辅助的质量及幼儿园对儿童的接纳程度密切相关。幼儿园最好小班上课，每30个儿童中有1～3个孤独症儿童为宜。引导正常儿童家长接受孤独症儿童，也是一个非常重要的因素。

四、普通学校的融合教育

（一）孤独症儿童普通学校教育

孤独症儿童的社会能力提升需要正常的环境。普通学校是儿童成长的一个重要的正常环境，所以，进入普通学校对于孤独症儿童来说，是很好的在正常环境中成长的机会。普通学校接受孤独症儿童的程度，也是一个国家文明程度的标志。

由于孤独症儿童社会交流技能的缺陷，他们常常与学校环境发生冲突，家长有时难以把控，所以

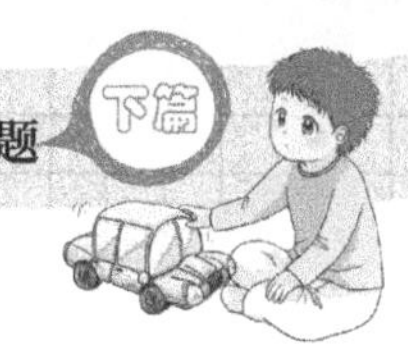

儿童的求学历程往往对家长也是一种挑战。

虽然绝大多数孤独症儿童最后的社会交流技能不及正常人，但他们这方面的确有一定的潜能，后天的环境和教育训练对潜能的开发非常重要。对轻度或部分中度孤独症儿童来说，普通学校是最适合他们社会交流技能提高的环境。普通学校中孤独症儿童会被动地感受学校环境的刺激，可以在一定程度上促进他们走出自我沉迷的状态。儿童对学校生活有了一定的适应后，社会交流技能就可以得到一定程度的提高。从这个意义上来看，普通学校生活是孤独症儿童学习社会规则的最佳途径，学校集体生活的规则鲜明，生活的规律性突出，这些对缺乏规则意识的孤独症儿童来说是很好的补充。学校本身是一个小社会，是学习接受他人、接受集体的一个很好的环境。在学校内培养出好的规则意识和自我控制能力的孤独症儿童，在校外也会表现出这方面的能力。学校的节奏也有利于培养孤独症儿童的目的性、计划性、节奏感及连贯性等，使他们的执行能力加强。另外，普通学校的生活中，处处都是可以模仿的对象，对提高社会交流中的人际交往能

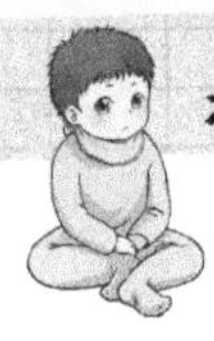

力非常有利。人际交往要在人际中学习，学校中的老师与儿童间、儿童与儿童间形成不同的人际关系，这是家庭和幼儿园不曾有的关系，而且这种人际关系是立体的、全方位的。虽然孤独症儿童与正常儿童间的交流可能不对等，但普通学校的生活会让他们学会借文具，回避一些危险，问问题等人际交往。如果单独在家上课，会缺失这方面社会交流技能的学习机会。社会交流技能越强的儿童，适应能力越好，这是改变孤独症儿童最终生活质量的决定因素。虽然目前普通教育的内容、节奏及考核标准等不适合大多数孤独症儿童，但在适当特殊辅助下，普通学校生活对多数中度和轻度孤独症儿童是很好的选择。

对学校来说，普通学校的孤独症儿童教育也是一种挑战，处理好集体教学与特殊辅助，需要社会的支持和专业人士不断的探索。

（二）家长选择学校的原则

儿童上什么样的学校，与儿童的自身能力、家长的辅助力度以及学校的接受程度均密切相关。当然，与儿童是否接受过学前幼儿园教育也有重要关

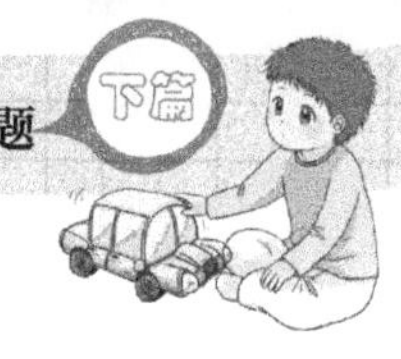

系，因为有幼儿园融合教育经历的儿童，其行为习惯、适应能力等都受过相应的培训。但幼儿园是一个有弹性的、较为宽松的教育环境，幼儿园是保教结合，教学与游戏融为一体，而小学则以高度集中化的班级教学为主，其规范性和强迫性都超过幼儿园。

家长在选择学校时，首先要考虑儿童的程度，一般中度和轻度的孤独症儿童可考虑普通学校教育。其次要考虑家长的辅助能力，即便是程度较轻的孤独症儿童，如果家长没有足够的辅助能力和耐心，即使进入学校，后续的进步也不一定如意。反之，重度的孤独症儿童，如果父母特殊辅助做得好，儿童也可能进入学校，且取得满意效果。选择什么样的普通学校，也取决于学校对儿童的接受程度，选择一个愿意接受孤独症儿童的学校很重要，学校的规模、品牌、知名度等不是主要考虑的因素。

（三）学校融合教育的选择

程度轻的孤独症儿童往往可以完成9年义务教育，甚至高等教育，他们可以独立就业和生活。很

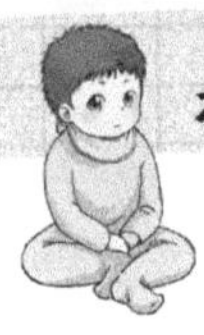

多中等程度的儿童在特殊辅助下也基本可以完成9年义务教育，而后的继续教育适合职业高中、各类技术学校及高等职业教育等。需要强调的是，在这些儿童的教育过程中，一定要有有效的特殊辅助，这样可以实现辅助下社会交流技能的持续提高。程度重的孤独症儿童在普通学校随班就读，很难接受教育内容，所以他们很可能需要在特殊学校完成教育。

儿童顺利完成普通教育的难点有以下几个：首先是家长对儿童的期望值太高，常要求孤独症儿童的学业成绩和正常儿童一样。虽然孤独症儿童有一些学习潜能，但他们的很多行为问题和一些认知不足，会对学习造成一定的障碍，所以可能会有偏科或成绩不稳定等现象。如果家长的要求超过了儿童的能力，易让儿童产生异常的情绪反应，不利于学习的顺利进行。其次，在普通学校学习的孤独症儿童，他们的社会交流技能同正常同龄儿童有差异，易遭到别人的嘲笑、讽刺、歧视和故意攻击，这使得他们易产生异常情绪，而且难以调节，一旦情绪爆发，他们就会出现影响集体生活的行为。

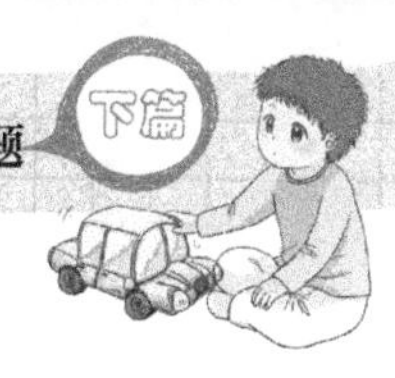

选择随班就读（随普通班级上课，但学业考核有一定特殊性）还是正常就读（随普通班级上课，学业考核其他人一样），可根据孤独症儿童的具体情况来定。但即便是随班就读，所给予的“特殊待遇”也是为了儿童能力的进一步提高，一定要根据评估基础制定，并且通过辅助的方法使其提高，绝不能迁就这些儿童。对程度较好的儿童，最好选择正常就读。培养社会交流技能是孤独症儿童的首要任务，要贯穿于教育始终，培养他们的社会经验，发展他们的社会认知，实现他们的自我认知，让他们学会调节控制自己，情绪非常重要，学业方面则应量力而行。一般情况下，智商 70 分以上的儿童，后续完成职业教育的可能性是很大的，成人后也会有一定的自理和社会生活能力。

蒙台梭利幼儿教育法

蒙台梭利是意大利的一位医学博士，出生于 1870 年，在从事助理医师期间，她接触到智力障碍的儿童，对他们的教育训练产生了极大的兴

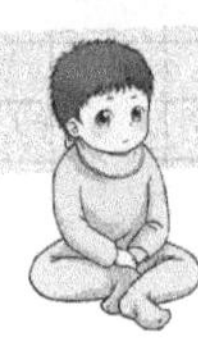

趣，并根据她所学到的医学知识，提出了“利用双手操作发展智力”的教育理念和教育方法。她认为要针对儿童的特性，因材施教，激发潜能，促进能力的进步。她主张通过判断生理学、心理学上的种种表现来决定教育的方法。除了注意儿童在生理上的发育外，也从教育学的立场研究其个体差异，让儿童从事有助于感官训练与生活礼仪培养的一些内容。对于发育障碍的儿童，在教导的过程中，加入许多适合障碍儿童的教具，帮助他们学习。

蒙台梭利教育方法对孤独症儿童的认识、感知觉、交流及生活自理能力等提高有促进作用。此法强调配合社会需要的全面教育。

一、蒙台梭利教育方法的环境要求

“儿童之家”是蒙台梭利教学理念的一个缩影。它没有固定形式，但必须有几间房子，可根据情况把每个房间布置成不同的功能（如浴室、餐厅等）。房间为儿童设置，要符合儿童的特点，家具中要具备有门的长形橱柜，柜子要足够低，儿童可将物品放在上面，柜子专供儿童放共有的教材；另

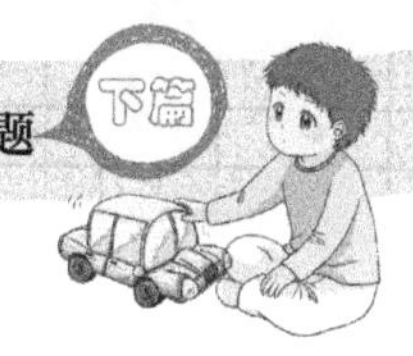

外一个必备的家具是有两、三排小抽屉的柜子，每个抽屉附有把手，色彩鲜明，每个儿童有自己的抽屉。墙上要挂不同类别的画，画可随季节及上课的内容变化，如花朵、水果、风景等。地上应方便让儿童席地而坐。“儿童之家”的设备没有明确的限制，全视儿童的需要来加减。一切事务尽量由儿童亲手做，他们自己打扫、擦拭灰尘、清洁家居等。

二、蒙台梭利教育方法的教育内容

蒙台梭利教育主要有感觉教育、语言教育、“动”的教育等几方面。运用立体的且有一定形状的拼图、方块、卡纸、小木棒和笔等工具，形象地训练儿童的感觉能力、智力能力，遵循从感觉上升到概念的顺序。通过榜样作用培养儿童积极的学习热情。

感觉教育有视觉辨别能力的训练、手部触觉训练、精细动作训练、色彩感受训练、几何图形辨认训练、平面图形名称学习、立体敏锐感知训练、听觉训练、音乐训练等内容，以及在此基础之上的书写、诵读及计算等能力训练。感觉训练内容一般按识别相同物、不同物、相似物的顺序进行，每种感觉训练均有相应的教学器材，可购买，也可自行制作。

语言教育是以感觉教育为基础的，同时发音训练也与感觉训练相伴随的。语言词汇的训练遵循从具体实物向抽象词语过渡的顺序。具有一定词汇量后，要训练儿童观察事物和建立自己判断顺序的能力，这样才可以逐渐形成正常的对话。有了顺序以后，开始注重语言的准确性，按照这样的路径进行语言训练，所获知的语言能力可以持续和稳步提高，否则易造成机械的“背诵语言”。

“动”的教育是在儿童有各种协调动作的基础上进行的，把一些无序的动作按照一定的指令、规律地表现出来，给儿童的行为注入规则和程序，让儿童的动作既有明确的目的，也更有效和顺畅。“动”的教育和日常生活的主要活动，如生活自理能力及做家务等相关。

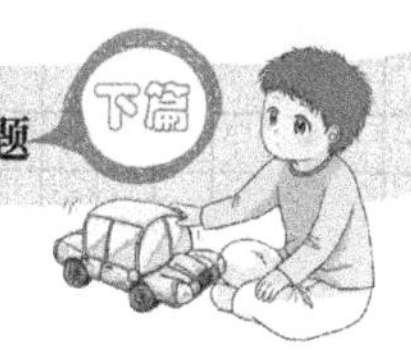

三、蒙台梭利教育方法中的自由原则

在儿童的学习过程中，老师要注意介入的时机，要尊重儿童的选择，让儿童有一定的自由，这样儿童对学习才有足够的热情。当出现问题时，要尊重儿童，以一种尊重、镇定和等待的态度来看待儿童的不良行为。教师要礼貌地对待儿童，要学会静观等待，并时刻准备着与儿童一起分享成功的喜悦。就像我们成人做事时不愿被打扰一样，儿童也是这样，在儿童需要时，我们知道如何帮助他们便可。强迫儿童、压抑儿童、用粗鲁的态度对待儿童都是不可取的。间接干预、等待成长是一个非常重要的法则，要借助儿童内在的力量，达到他们自我学习的目的。儿童的人格特质与他们本能直觉有重要关系，只有尊重儿童，他们才有自信、自立和热情等特质出现。一个儿童的塑造过程就是自我的实现过程，所以从一开始就要尊重儿童的自由，促使他们有自我塑造的机会和能力。给予自由前提下的引导，能减少儿童叛逆的出现，有利于儿童良好道德的建立。

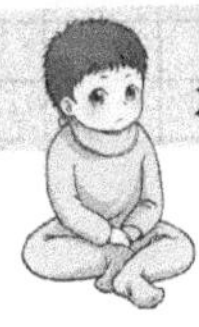

波特奇早期教育方法

波特奇早期教育方法（PGEE）又称波特奇计划，是1969年由美国残障教育局主持开发的一套适用于0～6岁儿童的早期教育教材，1972年问世，1976年经修订公开发行后，向世界40多个国家推广。1988年由苗淑新教授引入我国，经试用取得显著效果。

PGEE是由美国威斯康星州波特奇城的儿科工作者，把儿童早期发育过程中出现的6个领域共556项行为表现，确定为能代表儿童各个年龄阶段发育状态的目标行为，这些目标行为既可以作为评估儿童发育是否正常的标准，又可以成为对儿童进行教育训练的项目。也就是说，PGEE找到了符合儿童正常发育特点的一些规律，并运用一定的方法对发育偏离正常状态的特殊儿童进行干预，可改善他们的行为并帮助他们接近正常。PGEE的内容包括6个领域：婴儿刺激、社会行为、语言、生活自理、认知及运动。这6个领域不是相互孤立的，而是互有重合渗透或相互衔接的。人为划分这6个领

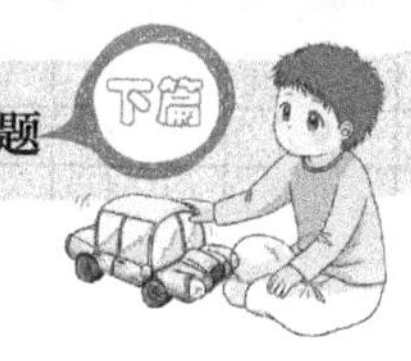

域的目的是便于准确研究、观察、评估和干预。每个领域有若干项可反映各个年龄阶段发育状态的代表性行为（称为行为目标）。每项行为目标相互独立，彼此之间又能相互融合，前者可以是后者的基础，后者又可以是前者的延续。在制订干预指导计划时，应遵循制定的顺序，但具体到每个儿童的发育顺序，可能出现某种前后的差异亦属正常。

PGEE 可用于任何原因所致的能力落后儿童教育训练的方法。婴儿刺激由 45 项行为目标组成，通过积极而有意义的强化刺激，引发婴儿的各种反射，促进其神经系统、感知觉及运动功能的发展。社会行为领域是指通过模仿、参加集体活动和在与他人交往的过程中，学会与他人共同生活和交流时的适当行为和技能，由 83 项行为目标组成。语言领域是培养儿童对语言的理解和表达能力，由 85 项行为目标组成。生活自理领域包括独立生活的各种技能的学习，由 101 项行为目标组成。认知领域是指对事物观察、理解、分析比较及记忆思维等方面的能力培养，由 106 项行为目标组成。运动领域是指儿童粗大动作和精细动作的发展及协调能力，

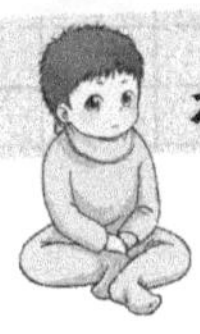

由136项行为目标组成。这6个领域全面涵盖了儿童各个年龄阶段综合技能的发展状态。

波特奇早期教育方法的文书资料由三部分构成：①行为核对表：每位儿童各有1册，伴随儿童教育训练的全过程，可使用数年或更长时间。此表格既用于评估和确定儿童的起始状态，又是制订教育训练计划的依据，同时也是评估效果和过程的记录。②指导卡：这是一本实施教育训练的操作手册，详细地介绍了6个领域556项行为目标的内容、要求和操作方法。③使用手册：该手册从总体上介绍了PGEE的研发过程、原理、内容及结构。介绍和解释核对表和指导卡的使用方法，以及如何制订干预训练计划和评估干预效果。

波特奇早期教育方法经过近30年的实践应用和理论研究，证明是对特殊儿童早期干预的积极有效的教育训练方法。PGEE反映了儿童生长发育和全面技能发展的规律特点和顺序。PGEE的显著特点是可以适用于任何儿童的早期发育阶段。PGEE适用于智龄为0～6岁的儿童，如果是特殊儿童，只要他的智龄在0～6岁，无论其生理年龄如何，

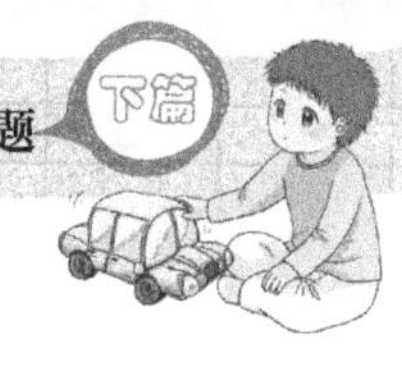

即使成人，仍可用 PGEE 作为教育训练的指导依据、制订和实施教育训练计划。对某个单项领域发展落后的儿童，如孤独症儿童的语言、社会交流等领域或脑瘫儿童的运动领域，也可仅用语言、社会行为或运动领域中的行为目标作为教育训练的指导依据。PGEE 之所以适合于在特殊学校和家庭中实施，是因为其无须很复杂的设备条件和专业技术的要求，这也是它得以推广的优势所在。PGEE 有严谨的计划性、程序性和可操作性，它为特殊儿童的干预，提供了具体明确的内容和方法。PGEE 的干预效果除提高智力外，还提高全面的综合技能发展，这为儿童回归主流社会创造了条件。专业人员指导和家长的参与相结合、训练和教育相结合、学校和家庭相结合的干预模式，是家庭和儿童乐于接受的方式。PGEE 的实施过程，大量地应用了儿童心理学、教育学和行为矫正的基本原理、方法和技巧。有的特殊儿童或某些行为目标往往要历经长期、反复的教育训练过程才能出现效果。

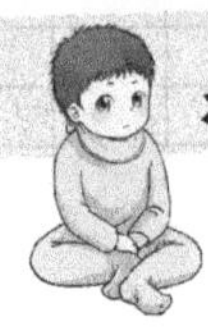

双溪个别化教育课程

双溪个别化教育课程是台北市双溪启智文教基金会，于 1983 ~ 1986 年开发的一套以儿童发展为导向的启智教育课程和评估表，适用于 3 ~ 15 岁各种原因所致的中、重度智力障碍儿童和少年。该方法参考儿童身心发展的里程碑，作为课程内容选择的依据，评估中考虑到从社会需求的标准来评估儿童所发展出的能力，在帮助老师选择儿童的个体化教学目标时，注重生活中的实用性。所以这套课程既有发展性和功能性的作用，也具备评估与教学合一的特色。就发展性作用而言，本课程依据儿童发展的阶段，从易到难设计，符合学龄前及低年级发育迟缓儿童的身心需求，并且适合不同地区、不同文化背景的使用者。以功能性而言，不同地区的老师可以根据本地的生活特色，评估儿童的适应需求，引导儿童发展出具有功能性的能力。评估表的设计以课程大纲为基础，教什么就评估什么，并分析学习结果所代表的意义，有助于确定下一步的教学计划。

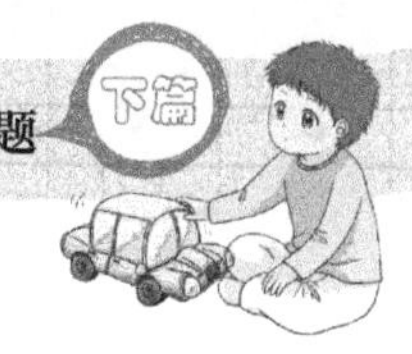

双溪个别化教育的课程分为感官知觉、粗大运动、精细动作、生活自理、沟通、认知、社会技能7个领域。每个领域之下分“技能”（以2码为表示），每个技能之下分“终点目标”（以3码为代表），如续写长期目标再加以具体化或小步骤化目标，则形成“教学目标”（以4码为代表），构成一个脉络分明的图示。

课程设计的依据为评估表得出的评估记录教学活动卡。评估表将每项发展“技能”的“终点目标”，分为4个评估标准，0为无法适应环境需要；1为需要特殊辅助才能适应环境需要；2为需要部分辅助便能达到适应环境需要；3为具有达到适应环境需要的能力。评估记录包括各“领域”评估结果的综合发展侧面图，各“技能”评估结果的综合发展侧面图、7个领域各终点目标评估结果的综合发展侧面图以及课程评估结果分析表。教学卡对每个教学目标提供数个建议活动，提示若干可达到此目标的活动。评估表可在教学前实施，每半年评估一次，要有连续性和比较性。

药物治疗

药物治疗是孤独症儿童的辅助治疗，主要用于一些合并疾病的处理。主要针对如攻击行为、自伤行为、多动症、注意力不集中、焦虑和情绪不稳定、易怒、强迫行为、刻板行为以及有睡眠障碍的情况。排除可纠正的医学因素和环境因素后，如果儿童的行为症状仍较突出并可能引起明显的功能损害时，可以考虑使用药物辅助治疗。

62